SCHLAFLOSER MOND

IM LABYRINTH DES CHRONISCHEN ERSCHÖPFUNGSSYNDROMS

Peter Heinl

SCHLAFLOSER MOND

IM LABYRINTH
DES CHRONISCHEN ERSCHÖPFUNGSSYNDROMS

THINKAEON

ISBN 978-0-9931532-5-9

www.thinkclinic.com

drpheinl@btinternet.com

Twitter: @DrPeterHeinl und @Thinkclinic

Facebook: peter.thinkclinic und thinkclinic

LinkedIn: Peter Heinl

Xing: Peter Heinl

Gestaltung und Umsetzung: uwe kohlhammer

Umschlagabbildung: Peter Heinl

Sophia und Matheus,
denen ich in den Jahren der Krankheit
kein wirklicher Vater gewesen bin, aber auch kein unwirklicher,

denen, die sich im Leid ihrer Krankheit
nicht verstanden fühlen,
zur Ermutigung
und

einer Stimme,
deren „How are you?"- Fragen
wie Kometen am dunklen Nachthimmel leuchteten

INHALT

TEIL 2
KRANKHEIT.
DIE UMRISSE DES UNBEGREIFLICHEN

2.1

RUDERLOSES TREIBEN

2.2

TRÜGERISCHE HOFFNUNG

2.3

PORTRÄT EINER MACHT

TEIL 3
AM TOR DES VERSTEHENDEN RAUMS

3

UNERWARTETE FÜGUNGEN

TEIL 4

DAS BEGREIFEN DES UNBEGREIFBAREN

4

KRANKHEIT.

DIE KONFRONTATION MIT EINER NEUEN WIRKLICHKEIT

TEIL 5

DAS RINGEN EINES JAHRZEHNTS

5

„WER SPRICHT VON SIEGEN. ÜBERSTEHN IST ALLES."

TEIL 6
EPILOG

„Hat er wohl gedacht, werter Herr, das Buchverfassen wär ein Kinderspiel?"
Miguel de Cervantes Saavedra, Don Quijote II, 9

VORWORT

Es ist weniger einer Fähigkeit als einer Unfähigkeit zuzuschreiben, der dieses Buch seine Entstehung verdankt. Schon seit Beginn der ersten Anzeichen einer Krankheit, die mich über Jahre buchstäblich in Atem halten sollte und deren Griff sich erst nach einem Jahrzehnt vollständig von mir löste, war ich unfähig, mein Erleben nur auf die Zeichen der Krankheit – Krankheitssymptome im medizinischen Sprachgebrauch – einzugrenzen. In diesem Sinn war ich somit kein Patient, wie sie in medizinischen Lehrbüchern beschrieben sind. Denn meine Unfähigkeit führte dazu, die Krankheit so zu erleben, wie ich sie wahrnahm; und nicht dergestalt, wie andere Menschen, Ärzte eingeschlossen, mir zu verstehen gaben, dass ich die Krankheit wahrnehmen sollte.

Wenn ich somit mehr als eine Sequenz pathologischer Zustände meines Körpers und meiner Seele erlebte, wenn ich das Gefühl erlebte, mit neuen Wirklichkeiten konfrontiert zu werden, die fremd, verwirrend, manchmal schier unwirklich, bedrückend, ja, sogar verzweifelnd-auswegslos erschienen, spiegelte dies ebenso Wegmarkierungen meiner Reise durch die Krankheit wider wie es Lungenfunktionsteste, Blutabnahmen und das Anhören ärztlicher Auffassungen taten.

So erwuchs aus dieser Begegnung mit einer mir unbekannten Krankheit eine Konfrontation mit neuen Formen und Facetten an Wirklichkeiten, die zu sehr außerhalb des geordneten Rahmens sonstiger Erfahrungen angesiedelt waren, als dass sie fass- oder beschreibbar schienen. Als habe sich ein schwerer, betäubender Nebel der Sprachlosigkeit über die Dinge gelegt, war mein Bemühen vor allem dahin gehend ausgerichtet, langsam zu lernen, wieder den Blick in die Zukunft zu richten, um die lange, beschwerliche Reise durch die Krankheit von den Dünen des Vergessens verwehen zu lassen.

Aber dann bedrängten mich Menschen, denen ich spontan von den Denkwürdigkeiten meiner 'Krankenreise' erzählte, sie aufzuschreiben. Ich hatte zu akzeptieren, dass es noch geraume Zeit in Anspruch nahm, bis sich hinter den Nebelschwaden des Nicht-Begreifenkönnens die Konturen tieferer Verstehensprozesse abzeichneten. Erst langsam wandte sich mir eine Sprache zu, das Erlebte in einer Form darzustellen, in der vielleicht auch andere Menschen das Antlitz durchlittener Krankheitswirklichkeiten erkennen können und ihnen die Möglichkeit zuteil wird, die Wirklichkeit des Krankheitsleids durch den Balsam der Sprache und des Begreifens zu lindern.

Dieses Buch lege ich auch all den ärztlichen Kolleginnen und Kollegen ans Herz, die sich in ihrer alltäglichen Arbeit nicht nur den objektiven, sondern auch den subjektiven Wirklichkeiten ihrer Patient/innen gegenübersehen. Durch die Achtung vor der objektiven, aber auch vor der subjektiven Medizin gestalten sie die Medizin in diesem noch jungen Jahrtausend und fördern das Maß, in dem die Humanmedizin eine menschliche ist. Denn wie fortschrittlich und technologisch hochentwickelt auch immer die Medizin sein wird, so wird sie wohl niemals den Umstand ändern können, in Krankheiten nicht selten einen diskreten Hinweis dahin gehend zu sehen, dass die menschliche Existenz am Pendel des Zufalls zwischen Leben und Tod schwingt.

Vor allem lege ich dieses Buch all denjenigen und ihren Angehörigen in die Hand, deren Leben von der Krankheit, die im Mittelpunkt dieses Buches steht, gezeichnet, überschattet, aus der Bahn geworfen ist oder wie in eine weite, schier unerreichbare Ferne verbannt erscheint – einer Krankheit, die wie eine unsichtbare Macht die Szenerie beherrscht: das Chronische Erschöpfungssyndrom.

Meinen Kolleginnen Dr. med. Etha Jimenez, Dr. med. Alexandra Kohlhammer-Dohr, Ingrid Meyer-Legrand, Silvia Moser sowie Helmut Knauf möchte ich für ihre spontane und liebenswürdige Bereitwilligkeit vielmals danken, das Manuskript voller Anteilnahme und Interesse zu lesen. Ihre wertvollen Rückmeldungen waren für mich eine berührende und ermutigende Resonanz, für die ich sehr dankbar bin. Professor Dr. med. Gerhard Krüger danke ich für seine lebhafte Ermutigung für die vor Jahren geschriebene Erstfassung des Manuskripts.

Susanne Kraft möchte ich für ihre sehr engagierte und feinfühlig umsichtige Durchsicht des Manuskripts sowie ihre gedankenreichen Anregungen danken und Uwe Kohlhammer dafür, sein künstlerisches Flair und großes Know-how in die Buchgestaltung von *Schlafloser Mond* einfließen zu lassen.

Sommer 2015   Peter Heinl

Hinweis:
Einzig und allein aus dem Grund, eine Verzerrung des Schriftbilds durch allzu viele verwirrende Schrägstriche zu vermeiden, bezieht sich im folgenden Text die Verwendung der Begriffe Arzt, Patient, Kranker u.a. auf beide Geschlechter.

TEIL 1

RÄTSELHAFTE VORBOTEN

„Das ist eine Wissenschaft" erwiderte Don Quijote, „die alle oder die meisten Wissenschaften auf Erden in sich einschließt ... Er muss Arzt sein, vornehmlich ein Kräuterkenner, um inmitten von Wüsten und Einöden Kräuter zu finden, mit denen er seine Wunden behandeln kann, denn der fahrende Ritter kann nicht alle naselang jemanden suchen, der sie ihm versorgt."

Miguel de Cervantes Saavedra, Don Quijote II, 158

1
FERNE ZEICHEN AM HORIZONT

1.1
DER ÄLTERE HERR IM SCHWARZEN MANTEL

Erfüllt vom Zuhören mehrerer, kurz aufeinanderfolgender Vorlesungen im Rahmen einer Konferenz zu Anfang der 1980er Jahre entschied ich mich, während der Mittagspause Geist und Körper in der Abgeschiedenheit eines Hotelzimmers, in das ein gedämpftes Licht einfiel, eine kurze Pause der Ruhe, Entspannung und Besinnlichkeit zu gewähren.

Schon bald fand ich mich in einem Zustand, der üblicherweise mit dem Begriff des Halbschlafs umschrieben wird, obgleich es letztlich ungewiss bleibt, ob dieser Zustand wirklich je zur Hälfte aus Wachsein und Schlaf besteht oder ob es sich um einen fluiden Übergang zwischen den großen Pendelschlägen von Wachsein und Schlaf handelt; ein Zustand, für dessen Charakterisierung wohl ein neues sprachliches Etikett sinnvoll wäre. Ob es der Nachklang der Vorlesungen war, die noch auf mich einwirkten, aber sich nun mehr und mehr zurückzogen, oder ob schon jener Zustand seine Seile nach mir auswarf, dessen Wesen in der Regel erst der Rückblick bewusst erfasst, nämlich der Schlaf, ist mir nicht mehr gegenwärtig.

Um so präsenter ist mir das sich nun ereignende, unerwartete Geschehen geblieben, als mich in jenem Zustand des Halbschlafs das untrügliche und sich unbekümmert über Bedenken von Wirklichkeit und Unwirklichkeit erhebende Gefühl überkam, als öffne sich leise die Tür und als träte ein älterer Herr in einem schwarzen Mantel mit einem dunklen Hut in den Raum, mich offensichtlich, ohne jedoch ein Wort über die Lippen zu bringen, zur Kenntnis nehmend und eine Atmosphäre ausstrahlend, die, auch wenn sie mich in einen Zustand intensiver Erwartung versetzte, mich gleichzeitig, als sei ich an magischen Bändern gebunden, reglos im Bett liegend festhielt.

Als sei ich in einen Bann versetzt, der es mir verwehrte, mich zu rühren, sah ich den älteren Herrn noch einige Schritte tiefer in den Raum gehen, wobei ich, obgleich ich seine Gesichtszüge nicht detaillierter wahrzunehmen vermochte, dennoch das Gefühl hatte, als betrachte mich der ältere Herr mit Wohlwollen und als würde er mir in einer Form, die der Sprache nicht bedurfte, weil sich ihre Botschaft durch eine Intensität auszeichnete, die lautlos über die goldenen Kornfelder der Worte schwebte, mitteilen, dass meine Zeit noch nicht gekommen sei: Es sei erst der Mittag meines Lebens.

Und so drehte sich der ältere Herr in seinem schwarzen Mantel und dem dunklen Hut langsam wieder um, wandte sich wieder der Tür zu und verließ, mir noch kurz einen stillen Blick zuwerfend, den Raum, so lautlos wie er eingetreten war.

Auch wenn ich mich in jenem sich letztlich einem tieferen Ausloten entziehenden Zustand des Halbschlafs befunden hatte, so wusste ich mit großer Gewissheit, um wen es sich bei dieser Erscheinung handelte, die mein Zimmer betreten hatte, und die schon einmal zu Beginn meines Lebens nahe an mich herangetreten war. Mit der gleichen, untrüglichen Gewissheit wusste ich um die Bedeutung und Tragweite der wortlos vermittelten Botschaft des älteren Herrn.

1.2
EIN MÄRZTAG

Ganz und gar nichts Ungewöhnliches haftet einem Märztag des Jahres 1993 an, als ich mich entschließe, durch einen Spaziergang die ebenso intensive wie faszinierende Arbeit, die dem Erkennen und Verstehen von bis in die Kindheit zurückreichenden und oft genug in den Katakomben des Unbewussten verborgenen Ursachen psychischer Probleme und Krankheiten gewidmet ist, kurz zu unterbrechen, um meinen Gedanken den Freiraum zu gewähren, ihren eigenen Impulsen und Gedankenspielen nachzugehen, und meinen Augen die Möglichkeit, sich an der vor ihnen liegenden, in ein zartes Frühlingslicht getauchten Weinberglandschaft zu erfreuen.

Im gleichmäßigen Rhythmus der Schritte konzentriere ich mich auf den vor mir liegenden Weg, der sich bald, nachdem die letzten ihn säumenden Häuser vorübergezogen sind, durch die Weinberge schlängelt, auf die in der Ferne sich in immer schwächeren Pastelltönen abzeichnenden Hügel und auf den zart-blauen Himmel, an dem weiße Wolken – als seien sie von unsichtbaren Himmelspferden gezogen – ruhig und stetig dahingleiten.

Nach der Rückkehr von dem Spaziergang ist es meine Absicht, gleich wieder meinen Platz am Schreibtisch einzunehmen, um die unterbrochene Arbeit fortzusetzen. Eine leichte Müdigkeit, die wohl der durch den Spaziergang ausgelösten Entspannung oder einer sogenannten Frühjahrsmüdigkeit zuzuschreiben ist, lässt es mir jedoch ratsam erscheinen, mich kurz hinzulegen.

Ähnlich wie Marcel Proust in der Passage seines großartigen Werks *Auf der Suche nach der verlorenen Zeit* schreibt: „Manchmal fielen mir die Augen ... so schnell zu, dass ich keine Zeit mehr hatte zu denken: 'Jetzt schlafe ich ein'", registriere auch ich nicht, wann genau ich einschlafe.

Aber dann, als das Bewusstsein wieder Anstalten macht, meine Seele vorsichtig an das Licht der wachen Wirklichkeit heranzuführen, verspüre ich eine unerwartete Müdigkeit, die mir das Gefühl vermittelt, als sei ich in eine bleierne Tiefe gezogen worden, der ich mich nur unter Aufbietung von erheblicher Anstrengung würde entwinden können. Diese seltsame Müdigkeit überrascht und verwundert mich, da sie außerhalb des Formenkreises von Müdigkeiten, die ich vor allem im Rahmen meines mit Nachtdiensten gespickten Berufslebens erlebt hatte, angesiedelt scheint, und sich durch eine merkwürdige Qualität auszeichnet, als sei sie von einer lähmenden Glasur überzogen.

Dennoch gelingt es mir, meinen Körper alsbald wieder in die Vertikale aufzurichten und dann am Schreibtisch meine Arbeit fortzusetzen, so dass es aus rein objektiver Sicht abwegig erscheinen würde, aus diesem rein subjektiven und durch keinerlei Prozedere objektivierbaren Erleben besondere oder gar besorgniserregende Schlussfolgerungen zu ziehen.

Einzig erwähnenswert ist, dass mir diese sich im Interregnum zwischen Schlaf und Wachsein abspielende Begegnung mit der Müdigkeit im Gedächtnis bleibt. Diesbezüglich verhält es sich jedoch letztlich so, dass allein die Speicherung eines Erlebens im Gedächtnis kein notwendigerweise beweiskräftiges Kriterium für dessen Objektivierbarkeit darstellt.

1.3

DER LANGE ATEM DER KURZATMIGKEIT

Zügig gehe ich einige Wochen später an einem milden Apriltag auf meine Wohnung in London zu, eine circa fünf Kilogramm schwere Tragetasche in der rechten Hand tragend. Das Tragen von Einkaufstaschen und von Koffern bin ich gewohnt, und ich bin selbstverständlich gesund.

Schon in Sichtweite der Wohnung fällt mir jedoch auf, dass ich kurzatmig geworden bin. Den Gedanken, zu schnell gegangen zu sein, verwerfe ich bald, da ich zügiges Gehen gewohnt bin. Auch das Gewicht der Tragetasche scheint eine eher unwahrscheinliche Erklärung für die Kurzatmigkeit, weil ich mich zu jung fühle, als dass mir erste Anzeichen des Altwerdens relevant erscheinen. Vielleicht ist die Kurzatmigkeit darauf zurückzuführen, dass ich einen schon seit längerer Zeit fälligen, wenn nicht überfälligen Osterurlaub aufgrund abschließender Arbeiten an einem umfangreichen Manuskript auf den Sommer verschoben habe.

Das unerwartete Auftreten der Kurzatmigkeit, für die ich keine plausible Erklärung finde, macht mich stutzig. Denn selten registriere ich meinen ruhigen, gleichmäßig dahinziehenden Atem bewusst – ähnlich wie den Herzschlag. Daher möchte ich gleich nach der Ankunft in der Wohnung das Verhalten der Atmung bei Belastungen in Erfahrung bringen. Dass die Atemfrequenz bei Kniebeugen ansteigt, erwarte ich und es überrascht mich nicht. Dennoch habe ich den Verdacht, dass sich die Atemfrequenz über das zu erwartende Maß erhöht hat. Einen weiteren, aussagekräftigeren Befund stelle ich beim Sitzen, also im Ruhezustand, fest. Denn trotz dieser entspannten Körperhaltung findet die Atmung nicht zu ihrem gewohnten, ruhigen und friedlich dahingleitenden Rhythmus zurück.

Erst lange Zeit später wird mir die durch diesen kleinen Test ausgelöste wahre Dimension bewusst, die sich unter dem scheinbar unberührt glänzenden Spiegel der rationalen Einschätzung ausbreitet. Es ist eine Beunruhigung, wenn nicht der wie aus der Ferne klingende Laut eines Erschreckens. Aber damals möchte ich solche Gefühlswellen nicht in mein Bewusstsein dringen lassen. Ich will keinesfalls krank werden, vor allem jetzt nicht, wo das Ringen um ein Verstehen von Denkprozessen im Vordergrund steht. Ich wehre mich, und vielleicht ließe sich sagen, dass sich alles in mir gegen die Möglichkeit einer erzwungenen Veränderung des hohen Gutes meiner bislang stabilen Gesundheit wehrt. Daher definiere ich mich auch weiterhin als gesund.

Ich bin nur zu dem kleinen Zugeständnis bereit, vielleicht ein Symptom zu haben. Dieses Symptom ist die von mir selbst diagnostizierte Kurzatmigkeit. Dieses Symptom habe ich, wobei ich mein Zugeständnis insofern abschwäche, dass ich an diesem Symptom nicht leide. Es handelt sich um ein gewiss harmloses Symptom, das alsbald vergehen wird.

1.4
HARTNÄCKIGKEIT

Einige Tage später sitze ich einem Bekannten in einem Gespräch gegenüber. Trotz meiner Entspanntheit fällt mir auf, dass ich immer wieder nach Luft schnappe, so dass ich gezwungen bin, nach nahezu jedem Satz Luft holen zu müssen. Selbst tieferes Einatmen löst nicht das Problem der Kurzatmigkeit. Noch am gleichen Abend wird mir eine Kollegin am Telefon bestätigen, dass mein Atemrhythmus unüberhörbar gestört und meine Stimme belegt sei.

Offensichtlich ist 'etwas' nicht in Ordnung. Dieses 'Etwas' bezieht sich auf eine schleichend in Gang gekommene Störung meines Atemrhythmus, die zu dessen Frequenzerhöhung geführt hat, und zwar ohne meine willentliche Beeinflussung. So neu, ja, fremdartig ist mir diese Erfahrung, dass ich sie nicht in einen mir vertrauten Verstehensrahmen einzuordnen vermag. Ich weiß nun, dass diese Störung tatsächlich wirklich und nicht mehr negierbar ist. Dennoch entzieht sich die Störung des Atemrhythmus meinem Begreifen, da mir die an mir selbst erlebte Wirklichkeit einer solchen Atemstörung bislang unbekannt ist. Zudem entzieht sich mir ihr Verstehen auch aus rein medizinisch-pathophysiologischer Sicht, da mir zu wenig an detailliertem Wissen über die Lunge und über Störungen der Lungenfunktion aus meinem Medizinstudium erhalten geblieben ist.

So drängt sich der Gedanke auf, einen entsprechend spezialisierten Arzt zu konsultieren, wobei es als das Naheliegendste erscheint, mich in die Fürsorge eines Lungenspezialisten zu begeben. Ohne den Grund zu wissen, zögere ich jedoch noch. Vielleicht besteht eine Chance, dass sich das Problem der Kurzatmigkeit, so unerwartet es aufgetaucht ist, auch wieder von selbst zurückzieht, sofern ich Geduld aufbringe und abwarte. Vielleicht zeichnet sich alsbald auch zumindest eine Klärung der Gründe für das Auftreten der Kurzatmigkeit ab. Zudem erscheint es mir, als suggerierten hin und wieder, wie Glühwürmchen in der Nacht, vorüberhuschende Gedanken, es sei ratsam, sich dieses Mal der Arztwahl mit besonderer Sorgfalt zu widmen. Der Grund für diese von ungewöhnlicher Vorsicht geprägte Einstellung bleibt mir jedoch unklar, umso mehr, als ich bislang mit Ärzten weitgehend gute Erfahrungen gemacht habe. Erst eine mir wieder in die Erinnerung kommende Geschichte hilft mir, dem Grund für meine Vorsicht auf die Spur zu kommen und die in diesen Überlegungen versteckt mitschwingende Empfindung zu erkennen und in einen Begriff zu fassen: Es ist Angst.

Jahre zuvor weilte ein bekannter Arzt auf Urlaub. Er erkrankte und stellte sogleich aufgrund der an ihm selbst beobachteten Symptome die Diagnose einer akuten und potenziell lebensbedrohlichen Lungenerkrankung. Soweit es mir in Erinnerung geblieben war, stellte dieser erkrankte Arzt die korrekte Diagnose, der jedoch in der Klinik, in die er eingewiesen worden war, zunächst kein Glauben geschenkt wurde. Da das Klinikpersonal der von dem eingewiesenen Arzt selbst gestellten Diagnose, die sich in der Folgezeit als die richtige herausstellen sollte, keinen Glauben schenkte, kam es zu einer rapiden Verschlechterung des klinischen Zustands des erkrankten Arztes. Dies führte zu einem zu späten Einleiten der korrekten Behandlung. Tragischerweise verstarb der Arzt kurze Zeit darauf in der Klinik.

1.5

STECHENDES LICHT

Hoffnung ist eine große, manchmal schier unerschöpfliche Kraftquelle, und so hoffe ich – es ist immer noch April 1993 –, dass sich die dunkle Wolke der Kurzatmigkeit bald von selbst zurückziehen wird. Ich sehne mich nach dem ruhig dahingleitenden Rhythmus meiner Atembewegungen, denn ich empfinde die andauernde Unruhe des hektischen Atems als eine Verstörung meines inneren Friedens. Die Geschichte des ersten Weltumseglers Ferdinand Magellan kommt mir in den Sinn. So sehr muss er sich während der heftigen, unablässig um die Südspitze Südamerikas tobenden Stürme nach deren Ende gesehnt haben, und so sehr muss ihn dann der unerwartete Anblick des sich in stillem Frieden vor ihm ausbreitenden Ozeans gerührt haben, dass er ihn den Pazifischen Ozean nannte.

Ein bald bevorstehendes Seminar bietet eine willkommene Gelegenheit zur Ablenkung meiner Besorgnis, da Arbeit eine therapeutische Wirkung entfalten kann. So bereitet mir dann auch dieses Seminar Freude und schiebt die Beschäftigung mit der Kurzatmigkeit und dem durch sie bedingten Anklang von Atemnot in den Hintergrund.

Dennoch registriere ich subtile Wahrnehmungen, ohne sie jedoch in einen größeren Zusammenhang einordnen zu können. Aber ähnlich dem Gefühl der ungewöhnlichen Müdigkeit nach dem Spaziergang im März werden auch diese Wahrnehmungen in meiner Erinnerung haften bleiben. Das ansonsten in eine Milde getränkte Licht des Frühjahrs empfinde ich in diesem Jahr intensiver, schärfer, ja, geradezu stechend. Die Farbenpracht der Blumen breitet sich vor meinen Augen aus, aber dieses Mal mag ich mich nicht so recht an ihr erfreuen. Obgleich die Blumen mir ihre Blüten entgegenzustrecken scheinen, gehe ich teilnahmslos an ihnen vorbei. Gewiss flattert Mörikes 'blaues Band' auch in diesem Jahr wieder durch die Frühlingslüfte, aber ich sehe es nicht. Und selbst die Zeilen von Mörikes Frühlingsgedicht gleiten seltsam leblos an mir vorbei.

Gehe ich während der Seminarpausen auf meinen Spaziergängen am Bahnhof der Stadt vorbei, so scheint es mir, als verfärbe sich der Himmel ins

Grau. Als verschwömme das Grau dann in ein Grauen, werden, ohne dass ich es hätte verhindern können, die hellen, modernen Waggons der Intercityzüge von einer schwer fassbaren inneren Regie vor meinem inneren Blickfeld in dunkle Güterwaggons ausgetauscht, während die Zeit ein halbes Jahrhundert zurückschnellt.

Auf den Bahnsteigen tauchen dunkle Gestalten in bedrohlich schwarzen Uniformen auf, Schäferhunde an der Leine haltend. Sie treiben eingeschüchterte, schweigende Menschen in die fensterlosen Güterwaggons. Vorn am Zuganfang steht, düsteren schwarzen Rauch ausstoßend, die Dampflokomotive. Langsam zieht sie die Waggons aus dem Bahnhof. Dann verschwinden der blaue See und die ihn bergende, schöne Landschaft für immer.

1.6
DER SANDSTEINFARBENE DOM

Obgleich ich mich nach diesem Seminar angegriffen fühle, will ich diese Befindlichkeit noch nicht im Sinn eines Krankseins definieren, sondern, auf die Kunstfertigkeit der Sprache vertrauend, mehr als ein Mich-nicht-ganz-wohl-Fühlen. Zudem gehe ich davon aus, dass es sich bei dieser Form der Befindlichkeit um einen reversiblen Zustand handelt, der bald wieder in die normale Befindlichkeit zurückpendeln würde.

Das reizvolle Frühlingswetter verlockt mich zu einem Zwischenaufenthalt auf der Rückreise nach London. An einem Domplatz gönne ich mir in einem Domcafé einen Becher Eis. Das Seminar zu leiten war die richtige Entscheidung gewesen, versichere ich mir. Aber es ist jetzt auch gut, hier im Schatten des ehrwürdigen, sandsteinfarbenen Doms zu sitzen, dessen imposantes, ein Jahrtausend überblickendes Bauwerk mit den großen, sanft-roten, hoch in den Himmel strebenden Türmen mich immer beeindruckt hatte.

So köstlich ist das Eis, dass ich geneigt bin, mir noch einen Nachschlag zuzugestehen. Da ich es dann aber doch unterlasse, wäre es angebracht aufzustehen, um meinen Platz zu räumen. Im Grunde bedürfte der Schritt des Aufstehens keiner weiteren Überlegungen, würde ich nicht eine Neigung verspüren, sitzen bleiben zu wollen, was allein schon wegen des Blicks auf das wunderbare Dombauwerk nachvollziehbar wäre, bis mir der tiefere Grund für meinen Wunsch, sitzen zu bleiben anstatt aufzustehen, bewusst wird: Ich bin müde. Da es sich bei diesem Gefühl der Müdigkeit wohl nur um einen Anflug von Frühjahrsmüdigkeit handelt, stehe ich schließlich doch auf.

Noch im Aufstehen fälle ich die Entscheidung, alsbald einen Spezialisten aufzusuchen. Einige Tage Zeit Bedenkzeit räume ich mir für die Wahl jedoch ein.

1.7
FRANZ KAFKAS TUBERKULOSE

Während der Nacht vom 12. auf den 13. August 1917 habe Franz Kafka seinen ersten ernsthaften Blutsturz erlitten, schreibt sein Biograf Pietro Citati. Um vier Uhr morgens sei Franz Kafka aufgewacht. Mit einem ungewöhnlichen Gefühl in der Mundhöhle sei er zunächst in seinem Zimmer umhergelaufen. Nachdem er sich entschlossen hatte, das Licht anzumachen, habe er auf seinem Taschentuch das Blut gesehen. Der Blutverlust würde die ganze Nacht anhalten, dachte er, bis er langsam alles Blut verloren haben würde. Wie könnte er die Wunde schließen, wo er sie doch nicht geöffnet habe?

Aufgeregt sei Franz Kafka im Zimmer auf und ab gegangen, habe aus dem Fenster gesehen und sich wieder auf das Bett gesetzt. Immer mehr Blut sei aufgestiegen, bis der Blutsturz unerwartet zum Stillstand kam.

Franz Kafka sei die Verhängung eines endgültigen Urteils über ihn bewusst geworden. Da dessen Erörterung sinnlos gewesen sei, habe er sich ins Bett gelegt, und sei dann, so tief wie in den letzten drei Jahren zuvor nicht mehr, eingeschlafen. Freunden gegenüber habe er später geäußert, dass ihn die Krankheit nicht überrascht habe. In der Erzählung *Ein Landarzt* habe er sie vorhergesehen.

Mit solch beunruhigend dichter Präsenz steht Franz Kafkas tragische Geschichte mehr als siebzig Jahre später vor mir, dass es mir nicht gelingt, sie abzuschütteln. Schließlich wird mir bewusst, dass dieses Unvermögen auf einer tieferen Ursache beruht. In der Geschichte von Kafkas erster Begegnung mit der Tuberkulose ist eine auf mich bezogene Botschaft enthalten, deren Inhalt sich mir bald entschlüsselt: Ich werde einer gravierenden und chronischen Krankheit entgegengehen, von der eine existenziell bedrohliche Gefahr ausgeht.

Es ist weiterhin April 1993. Keine ernsthaften objektiven Anzeichen liegen zu diesem Zeitpunkt vor, die für die Stichhaltigkeit einer solch schwerwiegenden, existenziell beunruhigenden Botschaft sprechen. Weder die Kurzatmigkeit noch assoziierte, geringfügige, wenn auch subjektiv als störend empfundene Symptome bieten Anlass für eine solch ernsthafte Sicht der Dinge. Aber ich habe im Lauf der Jahre gelernt, mich inneren Wahrnehmungen und den durch sie vermittelten Botschaften anzuvertrauen. Auch wenn sich die Botschaft nicht auf objektive Fakten berufen kann, steht sie doch in einer unmissverständlichen, geradezu kühnen Klarheit vor dem Bewusstsein und steckt den Rahmen für ein zukünftiges Geschehen in dem großen Dreieck zwischen Leben, Krankheit und Tod ab.

Ich verspüre keine Neigung, mich dem Verruf auszusetzen, ein Fantast zu sein. So erzähle ich nur einem Menschen von dieser Botschaft. Ansonsten behalte ich die Botschaft für mich.

1.8
SELTSAMES LÄCHELN

1977, während meiner medizinischen Ausbildungszeit auf der herzchirurgischen Station einer der Londoner Universitätskliniken, bestand eine meiner Aufgaben darin, neu eingewiesene Patienten aufzunehmen, wie es im medizinischen Sprachgebrauch heißt. Ich erhob ihre Krankengeschichte, versuchte, einen Überblick über den Schweregrad ihrer Erkrankung zu gewinnen und nach Risiken Ausschau zu halten, die einer geplanten Herzoperation im Weg stehen könnten.

In der Regel lagen die Patienten im Krankenbett, wenn ich an sie herantrat. So auch dieser Mann im mittleren Lebensalter, der mit einem kleinen Köfferchen aus dem Norden Englands angereist war, da es damals dort noch keine für sein Leiden zugeschnittene Spezialabteilung gab. Er war auch deshalb nach London gekommen, weil der jetzige Operationstermin seine, wie man ihm bedeutet hatte, letzte Chance sei. Im Verlauf des zurückliegenden Jahrzehnts hatte er alle ihm angebotenen Operationstermine jeweils kurzfristig abgesagt.

Er litt an einem sogenannten offenen Ductus Botalli, einem angeborenen Herzfehler. Obgleich dieser pathologische Befund bislang nicht zu gesundheitlichen Beeinträchtigungen geführt hatte, war davon auszugehen, dass eine operative Nichtbehandlung in absehbarer Zeit zu einer Überlastung des Herzmuskels und hierdurch zu einer die Lebenserwartung empfindlich verkürzenden Herzinsuffizienz führen würde.

Der zurückhaltend wirkende Patient machte nicht viel Aufhebens um seine Person. Seine einzige Schwester war tragischerweise im diabetischen Koma verstorben. Wie er andeutete, gab es Anhaltspunkte dafür, dass ihr Tod vermeidbar gewesen wäre. Während ich meine Aufzeichnungen niederschrieb, sah er mich nachdenklich an.

Vielleicht fühlte er, der aus dem Norden Englands angereist war, sich verloren in dieser Krankenhauswelt, in der sein Leben auf ein Bett, eine von weißen Vorhängen umrahmte Privatsphäre von einigen Kubikmetern und seine wenigen Habseligkeiten zusammengeschrumpft war. Vielleicht war er in seinen Gedanken auch bei Menschen, die ihm nahestanden, obgleich er den Eindruck eines Mannes machte, der allein war.

Doch dann, als die Erhebung der Krankengeschichte und der in diesem Zusammenhang notwendigen Daten sowie die körperliche Untersuchung abgeschlossen waren und ich ihm noch einige orientierende Hinweise zu der ihn erwartenden Operation sowie der postoperativen Nachbehandlung gegeben hatte, schien es, als habe er noch eine Frage an mich. „Glauben Sie, dass die Operation wirklich notwendig ist?", fragte er mich und sah mich mit einem seltsamen Lächeln an.

Mich auf das mir zur Verfügung stehende Wissen berufend, erklärte ich ihm, dass eine Nichtoperation in absehbarer Zeit zu einer Beeinträchtigung seiner Lebensqualität und Verkürzung seiner Lebenserwartung führen würde. Da ich jedoch in seiner Frage eine Beunruhigung herauszuhören vermeinte, bedeutete ich ihm, dass die auf ihn zukommende Operation nach dem technischen Stand der Dinge mit nur geringem Risiko behaftet sei. Als habe ihn meine Darlegung nicht wirklich beruhigt, fragte er mich nochmals, worauf ich ihm entgegnete, dass ich ihm im Grunde nicht viel mehr sagen könnte. Ich überdeckte mein Unvermögen, ihm keine absolute Sicherheitsgarantie geben zu können, mit der Bemerkung, dass gewiss alles gut gehen würde, und verabschiedete mich.

Noch einmal sah er mich mit jenem seltsamen Lächeln an, während ich aufstand und den sein Bett umgebenden Vorhang zurückstreifte. Obgleich ich mich heute noch kaum an sein Gesicht erinnern kann, steht dieses Lächeln wie eine eigene Gestalt im großen Raum der Erinnerung.

Die für den nächsten Morgen anberaumte Operation begann in der gewohnten Routine, wobei sich meine Teilnahme auf die roboterhafte Nebenrolle beschränkte, das in der offenen Höhle des Brustkorbs sich ansammmelnde Blut abzusaugen, um hierdurch dem Operateur ein freies Blickfeld über die anatomischen Verhältnisse und das operative Geschehen zu gestatten.

Das Prozedere gestaltete sich im Zusammenspiel des Herzchirurgen mit dem für die reibungslose Funktion des extrakorporalen Blutkreislaufs verantwortlich zeichnenden Anästhesieteam komplikationslos. Die schweigende Konzentration auf den chirurgischen Eingriff wurde nur durch gelegentliche, staccatohafte Anweisungen unterbrochen.

Doch nach geraumer Zeit zeichnete es sich infolge eines unerwartet aufgetretenen Missgeschicks in Form eines Gefäßrisses ab, dass es zunehmend schwieriger wurde, von einem reibungslosen Ablauf zu sprechen. Es sollte nicht allzu viel länger dauern, bis ein leises Rascheln über dem Operationstisch sich als Anzeichen dafür interpretieren ließ, dass der bis dahin das Geschehen gelassen verfolgende Schutzengel Anstalten machte, den Operationssaal zu verlassen.

Nach einem Kampf, der sich über viele Stunden hinziehen sollte, blieben auf dem Operationstisch nur die leblose Hülle des Mannes, der aus dem Norden angereist war, und sein weit geöffneter, mit Blut gefüllter Brustkorb zurück. Auf der einen Seite stand der Operateur und auf der anderen Seite, nachdem alle anderen Mitglieder des Teams schon den Operationssaal verlassen hatten, nur noch ich, nunmehr mit der Aufgabe betraut, den Brustkorb wieder zuzunähen.

Und dann, nachdem auch der Operateur die Räumlichkeiten verlassen hatte, stand außer mir nur noch schweigend jene Erscheinung im Raum, die sich mit Vorliebe in den Wandelgängen von Krankenhäusern aufhält – Rainer Maria Rilkes 'bläulicher Absud', der Tod.

1.9
ANTIDEPRESSIVA

Einige Jahre später, im Jahr 1982, als ich es auf der Leiter der medizinischen Hierarchie bis zum Oberarzt des Faches Psychiatrie gebracht hatte, wurde ich von einer internistischen Station um die fachärztliche Beratung bezüglich eines Patienten gebeten, bei dem der Verdacht auf eine Depression vorlag.

Der Patient lag am Ende eines großen Stationssaals, wie er für englische Krankenhäuser der viktorianischen Bauweise charakteristisch ist. Schon als ich an das Bett des Patienten herantrat, war offensichtlich, dass der Patient, ein älterer Mann, an einem schweren chronischen Lungenleiden litt. Die Zeichen der chronischen Sauerstoffunterversorgung seines Organismus waren nur allzu sichtbar. Seine Lippen waren bläulich verfärbt. Selbst im Liegen keuchte er. Er war jedoch bei klarer geistiger Verfassung.

Ich blieb bei ihm eine Stunde, während der ich die Geschichte seines Lebens erfuhr. Er war in seinem Beruf Tischler gewesen. Die Resignation war auf seinem Gesicht zu sehen, als er mir erzählte, wie schwer ihm das Treppensteigen geworden war. Ja, so sagte er zum Schluss, als runde er die Geschichte seines Lebens ab, es sei ihm eigentlich voll bewusst, dass er das Ende seines irdischen Daseins erreicht habe.

Ich verabschiedete mich von ihm. Der Stationsschwester gegenüber erklärte ich, dass weniger Anzeichen für depressive Symptome bestünden als Anzeichen dafür, dass der Patient mit seinem Leben abgeschlossen habe. Sein psychischer Zustand sei dadurch geprägt, dass er dem Ende seines Lebens entgegensähe, weswegen ich es für fragwürdig hielte, ihm Antidepressiva zu verabreichen. Dass die Stationsschwester meine Diagnose mit Skepsis zur Kenntnis nahm, blieb mir nicht verborgen. Da die Entscheidung bezüglich der Verschreibung eines Antidepressivums jedoch in meiner Hand lag, blieb ich bei meiner klinischen Einschätzung, auch wenn sie nicht auf ungeteilte Zustimmung treffen mochte.

Zufällig erfuhr ich am nächsten Tag, dass sich der klare Blick des Patienten für seine Lage bewahrheitet hatte. Er war in der Nacht eingeschlafen und mit atemloser Leichtigkeit die Stufen der Himmelsleiter emporgestiegen. Bei der morgendlichen Visite fand sich nur seine friedlich entschlafene körperliche Hülle als Hinterlassenschaft im Bett vor.

1.10
EINE UNVERGESSENE DIAGNOSE

Müde, hatte ich meinem Allgemeinarzt berichtet, sei ich, als ich ihn 1980, circa zwei Jahre zuvor, zu einer Konsultation aufgesucht hatte. Zwei Wochen vor der damaligen Konsultation war ich an einer Grippe erkrankt, die auch die Nebenhöhlen in Mitleidenschaft gezogen hatte. Trotz des Abklingens der Grippesymptome erlebte ich eine für mich ungewöhnliche, zunehmende Müdigkeit. Nach einer kurzen Untersuchung hatte mich mein Allgemeinarzt mit dem Hinweis beruhigt, dass eine solche Befindlichkeit nicht außergewöhnlich sei. Bald, so versicherte er mir, würde ich wieder im Vollbesitz meiner Kräfte sein.

Als ich nach der Untersuchung wieder mein Hemd überzog, entschlüpfte mir die Bemerkung, mich wie ein alter Mann zu fühlen. Und dann, als ich zur Verabschiedung schon in der halb geöffneten Tür stand, streifte mich mein Allgemeinarzt nochmals mit einem seltsam prüfenden Blick. Mich auffordernd, ich möge mich bitte noch schnell einem Bluttest unterziehen, bat er mich in das Sprechzimmer zurück. Zu müde, um Fragen zu stellen, ließ ich mir Blut abnehmen und kehrte dann wieder auf meine psychiatrische Station im Londoner Maudsley Krankenhaus zurück, um dort meinen Beruf weiter auszuüben.

Wenige Tage später wurde mir die dringende Nachricht überbracht, mich bei meinem Allgemeinarzt einzufinden. Als ich ihm wieder gegenüberstand, bedeutete er mir knapp, und mich in der in England durchaus nicht unüblichen Form beim Vornamen anredend, ich hätte mir eine Mononukleose zugezogen, eine in Deutschland auch unter dem Begriff des Pfeifferschen Drüsenfiebers bekannte Erkrankung. Er erklärte mir, ich hätte mit einem längeren Krankheitsverlauf zu rechnen. Eine ursächliche Behandlung gäbe es nicht. Sofort schrieb er mich für zwei Monate krank. Seine Vorhersage sollte sich bewahrheiten. Zwar vermochte ich nach circa drei Monaten die Arbeit wieder aufzunehmen. Aber es sollte insgesamt eineinhalb Jahre dauern, bis der Griff der Krankheit von mir abließ und ich mich wieder im Vollbesitz meiner Kräfte fühlte.

Beide Konsultationen bei dem Allgemeinarzt hatten damals innerhalb weniger Tage stattgefunden. Beide Konsultationen zusammengerechnet, so erinnerte ich mich, hatten weniger als eine halbe Stunde in Anspruch genommen. In dieser kurzen Zeitspanne hatte mein Allgemeinarzt aufgrund eines von mir geschilderten Symptoms, nämlich der Müdigkeit, seine Anfangshypothese einer typischen Grippe verworfen und stattdessen den Verdacht einer anderen, schwerwiegenderen Erkrankung geschöpft, und diesen Verdacht mithilfe eines Bluttests bewiesen. Auf der Grundlage der korrekt ermittelten Diagnose hatte er eine Voraussage über den Verlauf der Krankheit abgeleitet, die sich als im Wesentlichen zutreffend erweisen sollte. Zudem hatte er mir aus Sorge für die sich aus der Krankheit ergebenden arbeitsrechtlichen Folgen den Schutz der Krankschreibung zukommen lassen.

All dies hatte damals seinen Eindruck auf mich nicht verfehlt und ist mir unvergessen geblieben. Bedenke ich meine jetzige Situation, so wird mir klar, dass ich einen Arzt suche, der dem, was ich an Beschwerden schildere, Glauben schenkt. Daher entscheide ich mich, angesichts der seit einigen Wochen bestehenden Kurzatmigkeit, wieder diesen Arzt aufzusuchen.

1.11
ÜBER DAS GLAUBEN IN DER MEDIZIN

Der Allgemeinarzt, den ich lange nicht gesehen hatte, sieht nun, im Mai 1993, älter und resignierter aus und seine Hände zittern. Freundlich wie immer grüßt er mich und kommt als alter Praktiker schnell zur Sache, indem er mich nach meinem Anliegen fragt. Anstatt unmittelbar auf das Symptom der Kurzatmigkeit zu sprechen zu kommen, erlaube ich mir eine kleine Präambel. Nachhaltig habe mich seine damalige, scharfsinnig gestellte Diagnose beeindruckt, sage ich ihm. Höflich bedankt er sich für diese Aufmerksamkeit. Auch dieses Mal, fahre ich fort, ist es meine Hoffnung, dass er mir bei der Lösung eines verzwickten Problems behilflich sein wird. Den Begriff verzwickt, im Englischen *tricky*, wähle ich, ohne den Grund für diese Wortwahl benennen zu können. Denn warum sollte mein Problem verzwickt sein? Er könne nur sein Bestes versuchen, ist die lapidare Antwort des Allgemeinarztes.

Die zügig durchgeführte Untersuchung lässt den Mediziner zu der Auffassung kommen, es läge kein Anlass zu großer Sorge vor. Anzeichen für eine ernsthafte Lungenerkrankung bestünden nicht. Er hielte es jedoch für angebracht, einen sogenannten stillen Herzinfarkt auszuschließen, was mich nicht allzu sehr beunruhigt. Denn selbst wenn ich einen Herzinfarkt erlitten haben sollte, und mir dies aufgrund der intensiven Konzentration auf meine Arbeit entgangen war, so lässt die Evidenz keine Zweifel daran, dass ich ihn überlebt habe.

Wäre ich jedoch zum damaligen Zeitpunkt meinen Empfindungen bis in feinere Verästelungen nachgegangen, hätte mich die Einschätzung des Allgemeinarztes hinsichtlich der Kurzatmigkeit nicht bis zur letzten Gewissheit überzeugt. Vielleicht hatte ich die Symptomatik als zu harmlos dargestellt, nicht nachdrücklich genug zum Ausdruck gebracht oder nicht präzise genug beschrieben. Vielleicht fehlten mir auch die Worte für die Signale eines Geschehens, von dessen baldiger Rückbildung ich oder, genauer gesagt, das Segment meines Ichs, das sich in Hoffnung wiegte, ausging.

Zumindest hatte der 'alte Fuchs' auch dieses Mal seine Fähigkeit bewiesen, nach denkbaren und plausiblen anderen Krankheitsursachen zu fahnden, nachdem er eine ernsthafte Lungenerkrankung ausgeschlossen hatte. Denn er hatte die Möglichkeit eines Herzinfarkts in Betracht gezogen. Auch in einer anderen Hinsicht hatte er eine Haltung an den Tag gelegt, die vielleicht allzu leichtfertig als eine Selbstverständlichkeit betrachtet wird, nämlich mir als Patienten und meiner Darstellung des Erlebten Glauben zu schenken.

Medizin ist, so hatte ich während meiner Ausbildung gelernt, eine Wissenschaft und eine Kunst. Die Haltung des Allgemeinarztes exemplifizierte eine vorbildliche medizinische Praxis – dem Patienten, dem unmittelbaren Zeugen eines Krankheitsdramas, Glauben zu schenken.

Manche Krankheiten würden nicht existieren, würde den Patienten nicht geglaubt. So gleicht ein Patient, dem nicht geglaubt wird, einem Schiffbrüchigen, der verloren in der Weite des Meeres dahintreibt, ohne gesehen zu werden.

1.12
HERZREISE

Ein zuvorkommender Hüne an Kardiologe umsorgt mich auf der nächsten Etappe. Mit bewundernswerter Sorgfältigkeit geht er meiner Krankengeschichte nach. Mir, der damit vertraut ist, Familienstammbäume aus psychologischer Sicht zu sehen, vermittelt er neue Einblicke in die Betrachtung eines familiären Systems aus der Herz-Kreislauf-Perspektive. Dann widmet er sich dem Abhören der Herztöne mithilfe des Stethoskops. Er beugt sich über den Papierstreifen meines Elektrokardiogramms und studiert es intensiv, um festzustellen, ob der Elektromotor meines Herzens seinen Dienst noch reibungslos versieht oder zu Schaden gekommen ist. Mich herzhaft ermunternd, lässt er mich, der ich gewiss kein Langstreckenheld bin, auf dem rollenden Band des Belastungs-EKGs laufen. Mithilfe einer weiteren der technologischen Errungenschaften der modernen Medizin, des Ultraschalls, gewährt er sich Einblicke in das Innere meiner Herzkammern.

Während ich in der Gemütsverfassung eines Zeitungslesers auf einer Couch liege, kann er dem Herzorgan, das im Dunkel des Brustkorbs seinen Pflichten nachgeht, bei der Verrichtung seiner Arbeit zusehen. Wie viel Seelisches beherbergt das Herz in den Vorstellungen der Verliebten und der Dichter! Aber hier sehe ich nur das Schattenspiel der zirkulären Wandlungen des Herzens, dieses wundersamen Hohlmuskels. Würde es dem Herzen plötzlich belieben, seine Arbeit einzustellen, fiele die imaginäre Zeitung über meinem Gesicht zusammen.

In jedem Stadium der Untersuchung bestätigt mir der Kardiologe, dass die Dinge zum Besten stünden, was Herz und Kreislauf betrifft. Im Juli 1993 stellt er mir das Zertifikat einer exzellenten Verfassung derselben aus, so dass ich dies schon beinahe als Aufmunterung zur Unsterblichkeit hätte interpretieren können, würde er nicht hinzufügen, dass ich mein Herz ins Grab nehmen würde – eine Form der Prophezeiung, die mir mein Zahnarzt schon bezüglich meines Gebisses mit auf den Weg gegeben hatte.

Seinen zusammenfassenden Befund bezüglich des Status meines kardiovaskulären Systems nehme ich mit aufmerksamer Dankbarkeit zur Kenntnis. Denn es ist durchaus nicht selbstverständlich, mein Herz mit einem solchen Maß an Sachverstand untersucht zu sehen und, hiervon abgesehen, schon lange Jahre dankbar in den Genuss einer reibungslosen Herztätigkeit gekommen zu sein.

Dennoch vermögen auch diese erfreulichen Erkenntnisse und Bestätigungen im kardiovaskulären Bereich die Lage in einem anderen Bereich nicht zu retuschieren. Denn, sofern sich meine Sinne nicht völlig täuschen, macht die irritierende Entwicklung, die den galoppierenden Atemrhythmus anstachelt, keine Anstalten, den Rückzug anzutreten.

1.13
EINE WARNUNG

Nächtliche Atemnot weckt mich bereits im Mai 1993 des Öfteren aus dem Schlaf. Jedoch erstickt eine innere Gewissheit, nicht auf dem Weg einer sogenannten nokturnen Dyspnoe meine Seele aushauchen zu müssen, jede weitere Beunruhigung im Keim. Jeweils am Morgen stehe ich auf, um meinen Aufgaben nachzugehen. Erfreulicherweise enthält sich die Lunge tagsüber allzu extremer Eskapaden. Dennoch ist nicht zu übersehen, dass der Atemrhythmus seit April 1993 nicht mehr zu seinem gewohnten ruhigen und stetigen rhythmischen Pendelschlag zurückgefunden hat.

Wie die Motten von dem Licht werden auch andere Erscheinungsformen von meinem Körper angezogen. Ich huste häufiger. Ich registriere unangenehme, geradezu ätzende Empfindungen im Lungenraum. Meine Lungenflügel scheinen sich nicht mehr vollständig entfalten zu können als seien sie wie festgebacken. Meine Stimme ist belegt. Spätestens ab Juli 1993 scheine ich auf aufmerksamere Beobachter einen angeschlagenen, ja, sogar kränkelnden Eindruck zu machen.

Da ich jedoch ohne spürbare Einbußen meiner Arbeitskapazität in der Lage bin, meinen diversen Aufgaben nachzugehen, bin ich nicht bereit, mich als wirklich krank einzustufen. Auch weiterhin beanspruche ich den Status eines Gesunden oder zumindest eines im Prinzip Gesunden. Mir ist eben nur ein kleines Missgeschick in einem Organbereich widerfahren, was jedoch den Gesamtkomplex des allgemeinen Gesundheitszustands nicht aus dem Gleichgewicht gerüttelt zu haben scheint.

Meine Beschwerden im Juli 1993 dem Kardiologen gegenüber zu verheimlichen, ist nicht meine Absicht. Aber vielleicht trage ich meine diesbezüglichen Hinweise zu diskret vor, als dass sie ihn von seiner Begeisterung über den exzellenten Zustand meines kardiovaskulären Systems abbringen könnten. Zudem entbehrt seine Vorgehensweise nicht einer gewissen Logik. Zunächst dem Herzen seine volle Aufmerksamkeit zukommen zu lassen, erscheint ihm sinnvoll, um erst dann das weitere Vorgehen ins Auge zu fassen, sofern die Lunge bis dahin nicht von selbst zur Ruhe gekommen ist.

Es ist jedoch nicht zu übersehen, dass die Strategie des hoffnungsvollen Abwartens bis Anfang August 1993 keine Erfolge zeitigt. Die Klarheit über dem Herzen hat nicht das Dunkel über der Lunge erhellen können. So liegt es nahe, mich in die Obhut eines Vertreters einer Disziplin zu begeben, die sich in der Landschaft meines Bewusstseins mit vergleichsweise geringem Wissen, aber umso verdüsterteren Bildern darstellt: Franz Kafkas tragische Erkrankung, abgelegene Sanatorien, in denen der Gott der Heilung beschworen wird und die auch ohne Mauern letztlich Gefängnisse sind; die Gestalt meines Urgroßvaters, der als Mitarbeiter von Robert Koch ein Vorkämpfer gegen die Volksseuche der Tuberkulose gewesen ist.

Es würde allerdings Herbst 1993 werden, bis die Begegnung mit einem Kollegen der Pulmonologie stattfinden würde.

1.14
DER ÜBERFALLENE

Unterziehe ich meine Verfassung und mein Verhalten im Frühsommer 1993 einer näheren Betrachtung, so bin ich nicht nur ein passiver, von Vorahnungen in Beschlag genommener und verdunkelter Beobachter des Geschehens.

Die Frage nach der Ursache des Geschehens treibt mich um. Ich beginne nach Auslösern zu suchen und vermute, unzuträgliche Substanzen könnten zu einer Reizung der Lungenwege und ihrer zarten Verästelungen, den Bronchien, Bronchiolen und Alveolen geführt haben. Ich verdächtige eine alte Rosshaarmatratze, der ich mich gedankenlos anvertraut hatte, als die Quelle schädlicher Partikel. Ich mache mir Vorhaltungen, im Zuge einer zu einseitigen Ausrichtung auf die Verstandesarbeit den Staub übersehen zu haben, der sich geduldig auf dem Fußboden angesammelt und nun wohl meiner Lunge das Nachsehen gebracht hat. Vielleicht fügen auch schwebende Gifte, die unsichtbaren Mitläufer der Zivilisation, dem feinen tubulären System der Lunge Schaden zu. Denkbarerweise hat mich eine der rapide zunehmenden Wohlstandsallergien affiziert. Möglicherweise haben sogar bislang versteckte Tuberkelbazillen schon zum Vorstoß angesetzt, um wie Heuschreckenschwärme über das zarte Lungengewebe herzufallen.

Schnell sind die Matratzen einem unrühmlichen Ende überlassen. Auch der Fußboden wird gereinigt. Ich wachse in eine für mich ungewohnte hausfrauliche Attitüde gegenüber Staubansammlungen hinein. Es gelingt mir, den Hunger des Staubsaugers am Staub zu stillen und gleichzeitig an mein Manuskript zu denken.

Auch ein alter Teppich, der sich in der Rolle eines Staubfängers wohlgefühlt hat, erliegt der neuen Philosophie der staubfreien Zone. Dank der Kurzatmigkeit erstrahlt die Wohnung in staubfreiem Glanz.

Ich werde mit Luftfiltern vertraut gemacht, die magisch den Staub in der Zimmerluft anziehen, um purifizierte Luft dem Sauerstoff Verbrauchenden darzubieten. Wie stark auch der Smog der Umwelt sein mag: Hier zeichnet sich die Vision einer hermetisch abgeriegelten, reinen Luftzelle ab. Welche Lunge würde hier nicht in Umweltfreude aufatmen?

Ich blättere in alten medizinischen Lehrbüchern und lese über exotische Lungenerkrankungen. Wachsam verfolge ich alarmierende Nachrichten über die rapide Zunahme von Erkrankungen der Atemwege in den sogenannten Oasen der modernsten Zivilisation, den Ballungsgebieten. Auch die Unbekümmertheit des menschlichen Erfindungsgeistes, die atmosphärische Luftglocke zu durchlöchern, entgeht mir nicht. Überall spannen sich plötzlich, bislang ungesehene, feine Fäden des Zusammenhangs zwischen den Begriffen von Luft, aus dem Takt geratenem Atmen und Gruft. Deutlicher als jemals zuvor wird mir bewusst, in welcher im wahrsten Sinn des Wortes 'reizvollen' Zeit ich lebe. Zum Zeitgeist gesellt sich der Zeitreiz.

Dennoch halte ich mich weiterhin in jenem Frühsommer 1993 an die mir nahegelegte Strategie des Abwartens. Bislang habe ich immer gute Erfahrungen mit Ärzten gemacht und, wie so oft, ist gewiss auch hier die Erfahrung ein Zuversicht vermittelnder Kompass in den Wechselfällen des Lebens. So befinde ich mich, der ich einige herzhafte Schritte der Umweltverbesserung in meinen vier Wänden eingeleitet habe, in der Grundeinstellung eines Menschen, der bereit ist, die Mitverantwortung für die Verbesserung der körperlichen Unpässlichkeit anderen Fachpersonen anzuvertrauen.

Manchmal scheint es mir, als sei die Körpertemperatur leicht erhöht. Franz Kafkas Tuberkuloseerkrankung ist mir durchaus gegenwärtig. Aber auf die Idee, die Temperatur zu messen, komme ich seltsamerweise nicht. Ich habe es wohl seit Kindheitstagen nicht mehr getan. Auch der Gedanke, mein Körpergewicht zu bestimmen, liegt mir fern. Vielleicht unterbleibt dies einfach aus dem Grund, dass ich mich nicht im Besitz einer Waage befinde.

Es ist offensichtlich, dass der Atemrhythmus nun schon seit Längerem aus dem Bereich des Normalen ausgeschert ist. Aber auch hier unterbleibt der Griff nach einem Blatt Papier, um das Geschehen schwarz auf weiß zu dokumentieren. Auch das ständige Husten und den gelegentlichen Auswurf nehme ich wahr, ohne weitere Schritte ins Auge zu fassen. So klar und intensiv auch die Vorahnung des Geschehens gewesen ist, so verharre ich in einer abwartenden Haltung, was die körperliche Dimension betrifft. Es herrscht eine seltsame Zurückhaltung, ja, Scheu, als würde ein solcher Schritt die de-facto-Anerkennung einer fremden, von Krankheit gezeichneten Wirklichkeit nach sich ziehen. Oder ziehen andere Befürchtungen, deren Begreifen sich mir entzieht, die Fäden?

Bezüglich der Entstaubung der Wohnung war mein Vorgehen erfolgreich. Aber gegenüber der Behausung meines eigenen Körpers lege ich noch eine Zurückhaltung an den Tag, die sich dadurch auszeichnet, dass ich mich hinter den Schutzwall der Definition einer Gesundheit oder zumindest eines quasi gesunden Zustands zurückziehe, der, auch wenn er vielleicht im Augenblick nicht dem einer perfekten Gesundheit entspricht, bald wieder in einen solchen zurückfinden wird.

Aus der späteren Rückschau wird mich diese Haltung, in der sich eine gewisse gleichgültige Gelassenheit, aber auch gelegentliche Anflüge von Hilflosigkeit mit einem starren Festhalten an der Vorstellung von Gesundheit vermengen, an die Reaktion eines Menschen erinnern, in dessen Land ein Eroberer eingebrochen ist. Der Überfallene, der zu der Einsicht gezwungen ist, dass er zunehmend Terrain opfern muss, zieht sich mehr und mehr in sich und sein Inneres zurück – getragen von der Hoffnung, dass das schwindende, wenn auch noch unter seiner Kontrolle stehende Terrain vor dem Zugriff des Eroberers geschützt ist. So wird der Rückzug in die Tiefe des Selbst zur Überlebensstrategie.

1.15
DIE FATA MORGANA DES URLAUBS

Einige Wochen verbleiben mir zwischen der letzten Konsultation bei dem
Kardiologen Anfang August 1993 und dem ins Auge gefassten Termin bei dem
mir noch unbekannten Lungenfacharzt im Herbst 1993. Diese Zeit gedenke
ich, einem Urlaub zu widmen. Ein sonniger Aufschwung der Kräfte wird mir, so
hoffe ich, zum Wiedererlangen des gesundheitlichen Wohlbefindens und der
Ausgeglichenheit verhelfen. So würde sich dann auch der Monat September
in meinem Gemüt in jenem goldenen Herbstglanz darstellen, der ihm in den
Volksmärchen zugeschrieben wird.

Die Verwirklichung eines erholsamen Urlaubs würde nur einiger weniger
logistischer Maßnahmen bedürfen, was mich nicht vor allzu große Schwierigkeiten
stellen würde, da das Bedürfnis nach neuen Eindrücken, nach ungestörtem
Ausruhen und dem dolce far niente so spürbar ist. Allerlei denkbare, verlockende
Reiseziele schweben am Himmel der Gedankenwelt. Aus meinem Bücherregal
ziehe ich meinen zerfallenden Schulatlas hervor, blättere Seite um Seite um und
lasse Kontinente, verstreute Inseln, braune Schattierungen von Gebirgszügen,
weite Wüstenregionen und die tiefblauen Flächen unermesslicher Ozeane auf
mich wirken. Mein Zeigefinger reist zu fernen, reizvoll anmutenden Reisezielen,
kehrt wieder zum Ausgangspunkt zurück und zieht in neue Himmelsrichtungen.

Aber dann werde ich von der Betrachtung der Welt müde und schlage den
Atlas wieder zu. Ich ordne ihn an der gleichen Stelle im Bücherregal ein, wo ich ihn
entnommen habe. Ich falle in meinen Stuhl zurück und gebe mich der Hoffnung
hin, dass die Gedanken schon das richtige Reiseziel auswählen werden. Derweil
streift mein Blick über die Muster der Tapete.

Am nächsten Tag wiederholt sich das gleiche Ritual des Hervorziehens des
Atlas und der Betrachtung neuer denkbarer Reiseziele. Auch am nächsten sowie
am übernächsten Tag vollzieht sich das gleiche Ritual des Aufschlagens des Atlas,
des tatenlosen Versinkens in die Betrachtung ferner Regionen, des Gleitens des
Zeigefingers über mögliche Reiseziele und dann des Zurückstellens des Atlas an
den gleichen Platz, von dem ich ihn hervorgezogen habe. Mitte August 1993 wird

mir bewusst, dass die Zeit vorangeschritten ist, ohne dass ich der Verwirklichung meines Vorhabens einer Urlaubsreise einen Schritt näher gekommen wäre.

So nimmt die geplante Urlaubsreise die Züge einer Fata Morgana an. Über der Betrachtung der aufgeschlagenen Seiten des Atlas und über dem Nachdenken über eine Urlaubsreise verrinnt auch die zweite Augusthälfte 1993. Zwar spielen sich weiterhin Weltreisen in meinem Kopf ab. Aber zugleich hat die Wirklichkeit die vier Wände meiner Wohnung noch mehr eingeschränkt und enger aneinandergerückt. Zudem lässt mich das reduzierte Arbeitspensum der Sommerpause die Anspannung des seit dem Frühjahr bestehenden Zustands deutlicher empfinden: Ich spüre, wie müde ich geworden bin.

Aber so schleichend vollzieht sich die Verschiebung des Koordinatensystems der Wirklichkeit, dass ich sie kaum wahrzunehmen vermag, als bestünde eine Verwirrung darüber, ob ich es bin, der sich verändert oder ob das Antlitz der Welt um mich einem Wandel unterliegt. Mich zu konzentrieren, fällt mir schwerer. Zwar ist mir ein gewisses Maß an Geistesabwesenheit vertraut, aber ich scheine vergesslicher zu werden. Gelbe, selbst haftende Zettel nahe dem Telefon werden zu Symbolen des Versuchs, Spuren der Ordnung gegen den Treibsand des Vergessens aufrechtzuerhalten.

Weder braungebrannt noch energiegeladen erlebe ich den Beginn des Monats September 1993. Meine Müdigkeit lässt sich nicht mehr überspielen. Schon seit Monaten ist der Atem nun verstört und ich vermisse den Frieden ruhevollen Ein-und-aus-Atmens. Immer bewusster wird mir, dass mir der Weg zu einer ungestörten Oase innerer Beschaulichkeit verwehrt ist. Wie hektisch der Ablauf des Lebens auch sein mochte, so hatte es immer die Quelle des Kräfteschöpfens in innerer Ruhe gegeben. Aber jetzt ist mir der Zugang zu dieser Quelle durch den rastlos unruhigen Atem verwehrt. Je mehr die Sehnsucht nach dem stillen Atem wächst, desto deutlicher erscheint mir ihre Unerfüllbarkeit. Auch das Gefühl für Zeit und Raum entgleitet mir. Als sei mein Zeitempfinden kurzatmiger, ja, hechelnder geworden, vermag ich nicht mehr, über lange Zeiträume hinauszudenken. Selbst mein Denken scheint kurzatmiger geworden zu sein.

So fügt es sich, dass die Zeit, die große, in das Gewand der Unnahbarkeit gekleidete Magierin, die sich bislang gelassen abwartend im Hintergrund gehalten hat, nun erstmals zu drängen scheint und mir zu verstehen gibt, dass es erforderlich sei, zügig weitere Schritte zu unternehmen.

Einer Empfehlung folgend habe ich einen Termin bei einem Allergologen gebucht. Ihn werde ich noch vor dem Lungenfacharzt aufsuchen.

TEIL 2
KRANKHEIT.
DIE UMRISSE DES UNBEGREIFLICHEN

Sie überhäuften Don Quijote mit Fragen, und auf alle antwortete er nur, man solle ihm zu essen bringen und ihn schlafen lassen, damit sei ihm am meisten gedient.

Miguel de Cervantes Saavedra, Don Quijote I, 61

2.1
RUDERLOSES TREIBEN

2.1.1
DAS ORAKEL DER QUADDELN

Seltsam fehl am Platz fühle ich mich, als ich Anfang September 1993 einem weißhaarigen Herrn in dessen herrschaftlich-weiträumigem Konsultationszimmer gegenübersitze. Bilder an der Wand zeugen von Begegnungen mit ausgesuchten Persönlichkeiten. Bald werde ich erfahren, dass er mit einem Nobelpreisträger gesellschaftlichen Umgang pflegt.

Er nimmt sich Zeit für mich. Ich schätze es, da dies nicht selbstverständlich ist. Denn in der medizinischen Welt gehen die Uhren schneller als in manchen anderen Lebensbereichen. Höflich bittet er mich, den linken Unterarm freizumachen. Vorsichtig bringt er nun der Haut meines Unterarms eine Serie feiner Anritzungen bei. Geübt, und ohne den Überblick zu verlieren, beträufelt er jede der Anritzungen mit flüssigen Zubereitungen, die er einem Sortiment reizvoller, antiquarischer Fläschchen entnimmt. Jeder Liebhaber von Glaswaren hätte an diesen Fläschchen seinen Gefallen gefunden. So angetan bin ich von ihrer Betrachtung, dass ich das Geschehen auf meiner Haut anfänglich kaum wahrnehme. Erst jetzt entdecke ich, dass die Haut der Schauplatz eines wunderlichen Dramas geworden ist, das auch den älteren Herrn entzückt.

An fast all den beträufelten Stellen haben sich rötlich gefärbte Aufwölbungen entwickelt, die im medizinischen Sprachgebrauch mit dem Begriff der Quaddeln bedacht werden. Während ich noch verwundert und leicht verwirrt auf die allergischen Hautveränderungen reagiere, unterhält er mich mit anregenden Mitteilungen. So erfahre ich, dass es nicht nur Allergien gegen Mäusehaare, sondern auch gegen ein im Urin der Mäuse nachweisbares Protein gibt.

Die Unterarmquaddeln sollten für mich jedoch noch weitreichendere Konsequenzen haben. Der Allergologe vollzieht nun einen Gedankensprung, indem er aus der Verknüpfung von allergischen Symptomen und Mensch die

Schlussfolgerung zieht, dass ich ein allergischer Mensch sei. Die Logik dieser Auffassung liegt gewissermaßen auf der Hand bzw. dem Unterarm. Ich sehe keinen Grund, ihr aus dem Weg zu gehen. Aber es überrascht mich nicht nur, allergisch zu sein, sondern auch ein allergischer Mensch zu sein, war ich doch in meinem ganzen bisherigen Leben von solchen Widrigkeiten verschont geblieben.

Der ältere Herr ist jedoch noch nicht am Ende seiner Schlussfolgerungen angelangt. Denn nun vollführt er vor mir einen weiteren eleganten Gedankensprung, und zwar von der Haut zur Lunge. Er erklärt mir, dass meine Kurzatmigkeit auf eine allergische Überempfindlichkeit meiner Lunge zurückzuführen sei. Um dieser zweifellos pathologischen Hypothese die emotionale Schärfe zu nehmen, fügt er gleich mit der Gravität eines erfahrenen Mannes hinzu, dass es sich nicht um ein besorgniserregendes klinisches Problem handele. Die Inhalation von Medikamenten, kombiniert mit regelmäßiger Leibesertüchtigung würde dem Übel bald ein Ende bereiten.

Diesen Argumenten eines gelehrten Fachmanns habe ich nicht viel entgegenzusetzen. Auch gebietet es die Höflichkeit, mich mit Fragen zurückzuhalten. Zudem zeichnen sich meine Fragen noch nicht durch eine ausreichende inhaltliche Klarheit aus, so dass sie zu sinnvollen Antworten hätten führen können – ähnlich Pfeilen, die blind verschossen werden, ohne ein präzises Ziel anzusteuern. Erst auf dem Nachhauseweg nimmt der Gedanke Gestalt an, dass meine Lunge einer sorgfältigeren Überprüfung ihrer Funktion bedarf, als sie mir im Rahmen der 'Unterarm-Konsultation' zuteil wurde.

So sehe ich nun mit wachsender Erwartung der Begegnung mit dem Pulmonologen entgegen. Wer längere Zeit nach Antworten sucht, wird dem Augenblick mit Spannung entgegensehen, wenn sich die Lösung anschickt, hinter der Maske von Mutmaßungen ihr wahres Gesicht zu zeigen.

2.1.2
DER HERR IM GRAUEN ANZUG

Schon habe ich im Wartesaal des Krankenhauses Platz genommen, in dem die ambulante Konsultation mit dem Lungenfacharzt zum vereinbarten Termin stattfinden soll. Hier werde ich mich, d.h. meine Lunge, dem Lungenfacharzt vorstellen. In diesem Wartesaal besteht meine Beschäftigung nun in einer der wohl am wenigsten beachteten des Lebens – dem Warten.

Erleichtert wird mir das Warten durch die Besonderheit meines Zustands. Denn immer wieder bringt er mich mit sanfter, aber dennoch hartnäckiger Persistenz zum Einnicken, bis ich dann infolge der Überdehnung meiner Nackenmuskulatur ruckartig erneut in den Wachzustand katapultiert werde. Mit jedem Aufwachen tritt die Atmosphäre der mich umgebenden Gesellschaft mit beklemmender Unmittelbarkeit an mein Bewusstsein heran.

Es ist eine gedämpfte Stimmung, gesprochen wird wenig und vorwiegend staccatoartig. Der Warteraum ist schmucklos und vermittelt eine kalte Leere. Dennoch hängt ein unsichtbares Damoklesschwert von der hohen, weißen Decke des Wartesaals. Obgleich Luft im Überfluss vorhanden ist, dominiert in dem Raum das sprachlose, unablässige, hastige Ringen nach Luft – vergleichbar im Meer Dahintreibenden, die, obgleich von unermesslichen Wassermengen umgeben, gegen die Verzweiflung des Verdurstens ankämpfen.

Die Anspannung, die Anstrengung, ja, geradezu die Sucht, mit der die Luft durch die Lippen oder die zitternden Nasenflügel eingesogen wird, hat Furchen auf den Gesichtern der anderen Wartenden eingegraben. Kaum ein Körper erfreut sich jener ruhigen Gelassenheit, die von den Philosophen als Ausdruck einer abgeklärten Akzeptanz des Schicksals gelobt wird. Als sei jeder Atemzug ein Ruderschlag, bäumen sich die Oberkörper beim Einholen der Luft auf, ziehen sich die Wangen ein und verlieren die Augen jenen Glanz der Zuversicht, da die Sisyphusarbeit des nächsten Atemholens schon als unerbittlicher Auftrag vor Augen steht.

Während ich auf den Wellen von Wachheit und Müdigkeit durch die Zeit des Wartens dahintreibe, bricht der bislang aufrechterhaltene eiserne Vorhang zwischen Gesundheit und Krankheit in sich zusammen. Denn als ich den in einen grauen Anzug gekleideten, ebenso verspätet wie geschäftig durch den Wartesaal eilenden Herrn, auf dessen Brustkorb ein Stethoskop tanzt, als den erwarteten Lungenspezialisten ausmache, überkommt mich die Ahnung, dass mich das Schicksal inzwischen zu einem Vertriebenen gemacht hat. Es hat mich aus dem Reich der Gesunden ausgestoßen und in die Fremde der Krankheit, in die Notunterkunft der Ungewissheit, in das Lager der unablässig nach Luft Hungernden geworfen. So werde ich nun den Urteilsspruch des Schicksals abwarten müssen. Wie lang werde ich im Krankenlager bleiben müssen? Werde ich eines Tages entlassen werden? Wird mir Bewährung zuteil werden? Oder werde ich für den Rest meines Lebens um das Almosen der Luft betteln müssen?

Schon hat mich der Herr im grauen Anzug in seinen Konsultationsraum gebeten. Höflich gibt er sich mir zu erkennen. Als Zeichen seines jovialen Umgangs mit mir hat er sich inzwischen seines Jacketts entledigt und macht Anstalten, den Eindruck zu erwecken, als wende sich seine gesamte Aufmerksamkeit meiner längeren Geschichte der Kurzatmigkeit zu.

So darf ich mich für einige Minuten der Vorstellung hingeben, im Mittelpunkt seiner Aufmerksamkeit zu stehen. Aber da wirft er schon ruckartig seinen Oberkörper zurück und verschafft sich mit diesem Akt den notwendigen federnden Schwung, um, mit beiden Armen weit ausholend, sich mit beiden Händen kräftig auf die Oberschenkel zu schlagen. Noch bin ich mir über die Interpretation dieser Geste im Unklaren. Aber er lässt mich nicht lange warten: „Es ist klar, Sie haben Asthma."

Ein erleichtertes Lächeln gleitet über sein Gesicht. Es ist wohl der Ausdruck der Entspannung nach dem Aufbringen der mentalen Energie, sich auf mein Problem, die Erarbeitung der Diagnosestellung zu konzentrieren sowie auch der Ausdruck eines Triumphgefühls über die so schnell und brillant gestellte Diagnose.

Beinahe bin ich versucht aufzustehen, um ihm zu gratulieren.

2.1.3
ANHAUCH DER EMANZIPATION

Auch er selbst habe früher an Asthma gelitten, erklärt er mir. Nach einer gewissenhaft durchgeführten Behandlung hätten sich jedoch alle Beschwerden gelegt. Auf einer Segelweltreise mit seiner Freundin sei er sogar völlig symptomfrei gewesen. Asthma könne im mittleren Lebensalter aus eigenem Antrieb und ohne Vorgeschichte auftreten. Eingehender nach den Ursachen meiner Kurzatmigkeit zu forschen, sei ein überflüssiger Zeitaufwand. Wichtiger sei eine energische medikamentöse Behandlung. So würde sich das Krankheitsbild innerhalb einer, wenn nicht in spätestens zwei Wochen restlos beruhigen. Dann führte er mir die korrekte Inhalationstechnik mithilfe des mir ungewohnten Mundvorsatzstücks vor.

Mir die Inhalationstechnik einzuprägen, ist einfach. Ebenso einfach bin ich nun von der Insel der Gesunden ausgesetzt worden und treibe im heillosen Meer der Erkrankten, nachdem ich den offiziellen Status eines medizinischen Falles und den einer ärztlicherseits attestierten und diagnostizierten Krankheit erhalten habe. In ein bis zwei Wochen, so versichert er, der Lungenfacharzt, mir, würden mich die barmherzigen Arme des Gesundheitssystems jedoch wieder an das Ufer der Insel der Gesunden ziehen.

In der Tat spüre ich schon die ersten Regungen der Fürsorge. Denn der Lungenarzt erklärt mir nun mit ernstem Gesichtsausdruck, dass die nächtlichen Attacken an Atemnot alles andere als harmlos seien. Genau gesagt seien sie sogar lebensgefährlich. Daher legt er mir auf, als Vorsichtsmaßnahme die Medikamente stets in der Tasche bei mir zu tragen. Um sicher zu sein, dass ich seine Warnung verstanden habe, wiederholt er seine Anweisung nochmals. Leicht verwundert sitze ich vor ihm. Ich höre, was der Lungenfacharzt sagt. Ich verstehe es auch und auch den ernsten Ton seiner Stimme. Aber zugleich verspüre ich eine aus tieferen Schichten kommende Regung in mir, die mir signalisiert, dass ich nicht an plötzlichen Attacken von Atemnot sterben werde. Daher fasse ich die Entscheidung, die Medikamente in der beschriebenen Form einzunehmen, aber nicht bei mir zu tragen.

Beinahe wünsche ich, als hätte ich diese, meine Entscheidung bestimmende Regung, die so jäh aufgetaucht ist, nicht wahrgenommen. Denn wenn sie mir mit einer solchen Klarheit die Gewissheit vermittelt, nicht einer heftigen Attacke von Atemnot zu erliegen, dann beinhaltet sie im Grunde noch eine weitere Botschaft, nämlich die, dass ich vielleicht an einer anderen Krankheit als der des Asthmas leide.

Aber noch ist diese Botschaft zu verhüllt, als dass ich sie aussprechen oder zum Gegenstand einer Erörterung machen könnte. Zudem wäre es nachgerade lächerlich, mich als einen Lungenspezialisten bezeichnen zu wollen. Denn welches Gewicht hätte die in das Gewand subjektiver Spekulation gekleidete Regung eines Nichtexperten im Vergleich zu dem soliden, objektiven, klinischen Wissen eines Fachmanns?

Als ich das Krankenhaus verlasse, bin ich nicht allein. Die Diagnose einer Erkrankung begleitet mich und ein Stapel an Medikamenten in einer Tragetüte. Und doch fühle ich mich verlassen. Es ist mir auch nicht wohl angesichts der Regung der Skepsis gegenüber der seitens des Lungenfacharztes gestellten Diagnose; eine Regung, die ich nicht zu begründen, sondern nur zu empfinden vermag. Aber diese Regung ist nachhaltig und somit wirklich genug, um mich spüren zu lassen, dass ich mich der Asthma-Diagnose nicht vorbehaltlos anvertrauen darf. Ich fühle mich auf mich zurückgeworfen und ein Gefühl steigt in mir auf, wachsam bleiben zu müssen. Der Lungenfacharzt hat eine Krankheit gesehen und ihr einen Namen gegeben. Aber hat er auch meine wirkliche Krankheit und mich gesehen?

Ein Eigensinn regt sich in mir, gesehen werden zu wollen. Es wird Zeit vergehen, bis ich mir bewusst werde, dass in der Atemlosigkeit ein neues Bewusstsein heranwächst: das meiner Emanzipation als Patient.

2.1.4
DUNKELHEIT

Ich klammere mich an die Hoffnung, die Vorhersage des Lungenfacharztes möge in Erfüllung gehen, obgleich ich mich der Befürchtung nicht zu erwehren vermag, dass die Vorhersage auf dünnen, schwachen Beinen steht. Innerhalb weniger Tage wird offenkundig, dass die aufgebrachte Lunge nicht zu besänftigen ist. Dreimal täglich verschraube ich jeweils das aus zwei Konen bestehende Mundstück ineinander, inhaliere nach vorherigem Schütteln der Patronen die Heildünste und lasse sie tief in die Lungen ziehen. Leider aber hängt die Krankheit das Schild der Hoffnung jeden Tag höher und immer höher, bis es mir bald nur noch als ein Symbol der Vergeblichkeit erscheint.

Als sei mit dem Rückzug der Hoffnung auf eine baldige Besserung nicht Genüge getan, wartet die Krankheit mit einer neuen Überraschung für den Wandersmann auf, der durch die herbstliche Landschaft streift. Unvermutet schreckt sie schwarze Vögel auf, die nun durch den Kopf des Wandersmanns kreisen und sich ein Vergnügen daraus machen, seine Gedanken mit ihrem dunklen Flügelschlag zu verdüstern. Was wie eine Szene aus *Grimms Märchen* anmutet, lässt sich in der nüchternen psychiatrischen Fachsprache mit dem Begriff beschreiben, dass ich in eine akute Depression geraten bin. Zwar handelt es sich nicht um eine offizielle Diagnose, da ich sie selbst stelle. Aber ich gehe davon aus, dass diese Diagnose zutreffend ist. Versetze ich mich in die Position eines außenstehenden Beobachters, der einen Blick auf das sich in mir ablaufende Geschehen wirft, so kann ich nicht umhin zu registrieren, dass innerhalb weniger Tage das Kartenhaus der bisherigen Widerstandskräfte zusammengebrochen ist.

Der Himmel der inneren Wahrnehmung hat sich nicht nur bewölkt, sondern verdunkelt. Noch immer hatte ich mich an die stille Wunschvorstellung geklammert, mein Ungeschick wie einen bösen Traum abschütteln zu können, um im Herbst in vollem Umfang und nach Maßgabe meiner Kräfte wieder als nützliches Mitglied der Gesellschaft zur Verfügung stehen zu können. Aber jetzt, wo durch die Konsultation des Lungenfacharztes noch einmal die Flammen der Hoffnung angefacht worden sind, jetzt, wo die Erlösung von den Fesseln der

Kurzatmigkeit so greifbar nahe steht, jetzt, wo es scheint, als sei die Krankheit durch den Bannstrahl der Inhalation zu bändigen – jetzt ist stattdessen der Turm der Hoffnung eingestürzt. Jetzt, wo die Krankheit schon eingekesselt und ihre Kapitulation so greifbar nahe schien, zeigt sie sich unbesiegt, ja, triumphierend und reitet ihre Attacken gegen das sich verdunkelnde Ich.

Der Schwelbrand von Unsicherheiten, Fragezeichen, Bedrängnis und Ängsten bäumt sich zu einer Stichflamme auf. Die Kurzatmigkeit lässt sich nicht mehr ausblenden, verharmlosen und in die Ferne projizieren. Die Lunge ist und ich bin kurzatmig, und es quält mich. Ich bin müde. Ich fühle mich geschwächter als zuvor. Ich bin erschöpft. Eine emotionale Fragilität macht mir zu schaffen. Ein Zittern durchzieht meine Empfindungen, als gingen schwere Stiefel an einem Wandschrank vorbei, in dem kostbares Porzellan aufbewahrt ist. Eine Übersensibilität gegenüber Gerüchen und Düften wird zur Plage. Zunehmend empfindsam reagiert meine Lunge auf die Puste der Zivilisation, die Abgase. Der blau-süßliche Abgasschweif eines vorbeifahrenden Mopeds verkrampft meine Lunge und lässt meine Knie weich werden. Die Rauchschwade eines Holzfeuers in der Nachbarschaft erzeugt brennende Irritationen, als stochere der Schürhaken nicht in der glühenden Kohle, sondern in meiner Lunge. Husten und Auswurf konfrontieren mich zunehmend mit der existenziellen Frage, wie und ob ein Weiteratmen meines bisherigen Lebens in einer Großstadt möglich sein wird. Immer enger schnürt sich das Netz auf mich einwirkender Bedrängnisse.

Werde ich gezwungen sein, ein Köfferchen zu packen, um wie ein Flüchtling aus dem Reich der Gesunden in eine der sogenannten Heilstätten aufzubrechen, über denen die Hoffnungsfahne der Genesung und des Weiterlebens flattert? Jedoch um den schmerzlichen Preis von Trennungen, Abgeschiedenheit, Isolation und Einsamkeit und jenen stillen Tränen, die so traurig sind, dass sie sich kaum trauen, aus den Augen zu treten. Denn der Weg zur Heilung ist mit Vernunft gepflastert und Vernunft mag keine Tränen: „Ruhig" sagt man mir, „sei ruhig". Ich möge keine dunklen Szenarien an die Wand malen. Manche Dinge müssten einfach sein. Auch andere hätten im Zauberberg schon die Erlösung gefunden. Ich dürfe nicht gleich jetzt schon die Flinte ins Korn werfen. Ich solle versuchen, „eins nach dem anderen" zu denken.

Aber es gelingt mir nicht. Wie ein unablässiges Mühlrad drehen sich in mir die Gedanken im Kopf – wie Freiwild sich der bewussten Kontrolle entziehend. Ein wohlmeinender Mensch redet am Telefon auf mich ein. Aber ich höre nicht mehr, was mir dieser fürsorgliche Mensch zu sagen versucht. Ich sehe nur schwarze Vögel, die sinnlos über und in mir kreisen. „Es ist schon alles Schicksal geworden", schreibe ich zu dieser Zeit in einem Brief, ohne selbst zu wissen, ob es eine pathetische Bemerkung ist oder der Versuch einer lakonischen Umschreibung des Geschehens. Ich spüre die Gefahr, die von den schwarzen Vögeln ausgeht, und bin gezwungen, einzusehen und mir einzugestehen, dass an die Wiederaufnahme meiner Arbeit nicht zu denken ist.

Anfang Oktober 1993 raffe ich mich eines regnerischen Morgens auf, um meinen alten Allgemeinarzt aufzusuchen. Ich sehe nun, wie krank er selbst seit der letzten Konsultation im Sommer geworden ist. Aber er glaubt mir, als ich ihm sage, ich könne nicht mehr. Umgehend schreibt er mich krank – wegen Depression. Es ist innerhalb weniger Wochen die zweite Diagnose.

Zumindest diese Diagnose ist korrekt. Ich weiß es.

2.1.5
SCHLAF, KINDLEIN, SCHLAF

Immer magnetischer wirkt die Anziehungskraft des Bettes und immer sehnsüchtiger das Bedürfnis einzuschlafen. Schon beim Einschlafen begleitet mich die Gewissheit, beim Aufwachen keine Erholung gefunden zu haben. Die Polaritäten zwischen der Versunkenheit im Schlaf und der lebendigen Empfänglichkeit gegenüber dem Angesicht der Welt im Wachsein des Tages verschwimmen. Höchstens acht Stunden Schlaf habe ich vor Beginn der Erkrankung bedurft, um am Morgen den Kelch der Sinne dem aufbrechenden Tag gegenüber wieder zu öffnen. Streckenweise taten fünf Stunden Genüge. Aber jetzt zieht es mich täglich fünfzehn Stunden in den Sog des Schlafs, an manchen Tagen sogar zwanzig Stunden.

Ich irre durch den Schlaf, ohne in seinem Reich Erquickung zu finden. Müde lege ich mich ins Bett und mit der gleichen verführerischen Präsenz lehnt sich die Müdigkeit morgens an mich: „Bleib einfach liegen und steh nicht mehr auf", souffliert sie mir. So wächst in der Sehnsucht nach dem Schlaf die Aster einer eigenen, geradezu folgerichtig anmutenden Logik heran. Zunächst ist es das Bedürfnis, einmal zwei Tage durchzuschlafen. Aber dann wächst der Wunsch, eine Woche ohne Unterbrechung zu schlafen. Schließlich öffnet das Bewusstsein das Tor in jene Dimension, die so wenig greifbar ist und doch wie ein fernes Zeichen der Verheißung dem winkt, der in seinem Schlaf keine Erlösung findet – die Sehnsucht nach dem ewigen Schlaf.

Der Gedanke taucht auf, ob ich mir während einer Flugreise die afrikanische Schlafkrankheit zugezogen haben könnte, obwohl ich den afrikanischen Kontinent nicht bereist hatte. Bedrückende Bilder von Schlafkranken, die unter hohen Affenbrotbäumen dem Niedergang entgegendämmern, kommen mir in den Sinn. Aber dann bin ich zu müde, um den medizinischen Aspekten dieser tropischen Erkrankung nachzugehen. Ich möchte und will eigentlich nur noch schlafen. Ich bin so müde, so unbeschreibbar, unbestreitbar müde.

So verschwimmt die Grenzlinie zwischen Müdigkeit und Leben. Es ist weder ein großer noch ein spektakulärer Gedankensprung, sondern ein sanftes Sich-Auflösen. Es mag all denjenigen erschreckend anmuten, die im Segen des Wachseins ihrer Wege gehen. Ich jedoch gleite gleichsam mühelos in der Annäherung von 'müde' an den Begriff 'Leben' in einen Zustand, um dessen Definition ich nicht ringen muss: Ich bin lebensmüde.

Nein, es stimmt nicht, widerspreche ich mit Nachdruck, versucht man, mir zu erklären, dass dieser Zustand eine Folge der Depression sei. Nein, halte ich entgegen: Zuerst wurde ich, der ich vor Freude an so vielen, das Herz, die Seele und die Gedanken erfüllenden wundersamen Dingen, die das Füllhorn des Lebens bereithält, so oft bedauerte, dass die Tage viel zu kurz sind, müde, und dann wurde ich immer müder und dann erschöpfter, schlief zunehmend mehr, ohne den Segen der Erholung im Schlaf zu finden, und erst dann – und es war beinahe wie eine Verlockung der Barmherzigkeit – verschmolzen Müdigkeit und Leben zu jener Form der Lebensmüdigkeit, hinter der sich ein Tor „... *ganz in*

Rosen und Licht" öffnet und dem Leidenden jene Form der Erlösung verheißt, die sich dem Verständnis der Gesunden entzieht oder vielleicht nur als der Hauch einer fernen Ahnung zu empfinden ist.

2.1.6
UNERSCHÖPFLICHER ERSCHÖPFER

Die Metamorphose eines gesunden oder, genau genommen, die als eines solchen definierten Zustands, in den einer Krankheit, ja, zweier gleichzeitig existierender Krankheiten, entwindet mir den Spielraum, vor dieser Wirklichkeit den Kopf in den Sand zu stecken. Bis vor nicht allzu langer Zeit noch mitten im Leben stehend, wird in das schwarze Gestein des Oktobers eine neue Metapher für die Dimension des Geschehens eingraviert, das sich nun in den Vordergrund drängt: das Überleben.

Die Metapher des Überlebens bezieht sich nicht so sehr auf den Umstand, von einer körperlichen Erkrankung im landläufigen Sinn existenziell bedroht zu sein, da ich weder die Dienste eines Notarztes noch die umfangreichen Ressourcen einer Intensivstation in Anspruch nehmen muss. Die Metapher bezieht sich auf das unerwartete Öffnen einer Nagelbüchse an Komplikationen, deren Lösung ich im Zustand einer gesunden Verfassung meine systematische Aufmerksamkeit hätte widmen können, aber nicht im Rauch einer von Krankheit umhüllten Seele. So erschreckt mich die Dimension, die sich plötzlich auftut, als stünde ich vor einem großen, dunklen Tor.

War ich in der Lage, dem anfänglichen Zugriff der Krankheit im April 1993 ein Maß an Widerstand entgegenzusetzen, so hat die inzwischen ein halbes Jahr anhaltende Krankheit die Festungsmauern meiner Widerstandskräfte unterspült. Gleichzeitig attackiert sie mich mit neuen Problemen. Da sich die mit großer Gewissheit ausgesprochene Vorhersage des Lungenfacharztes nicht erfüllt hatte, überrollen mich Fragen. Warum hat sich die Vorhersage nicht erfüllt? Ist mein Zweifel bezüglich der Asthma-Diagnose, der auf einem Gefühl der Unstimmigkeit beruht, vielleicht doch nicht berechtigt? Leide ich tatsächlich nicht an Asthma, welches ist dann die wahre Natur der Krankheit? Ist sie behandelbar? Ist sie heilbar? Wie lange würde sie sich hinziehen? Wann würde ich meine Arbeitsfähigkeit zurückgewinnen, sofern dies überhaupt der Fall sein wird? Warum hat es einen massiven Einbruch meiner Leistungsfähigkeit gegeben? Jahrelang hatte ich in einer Großstadt gelebt, aber nun ist mein Weiterleben in diesem Umfeld in Frage gestellt. Würde ich auf einem Zauberberg Zuflucht suchen müssen, einem Berg mit einem magischen Namen, an dessen Steilhängen die Bäume ihre Wurzeln in die karge Erde der Trauer krallen?

Mich mit klarem, ruhig abwägenden Verstand und einem in Zuversicht getränkten, vorwärtsgerichteten Blick den Dingen zu widmen, fällt mir schwer. Auf das, worin sich das Wesen meines Handelns erschöpft, den Begriff der Strategie anzuwenden, ist kaum noch möglich. Wenn es sich um eine Strategie handelt, so engt sie sich zunehmend darauf ein, durch den Tag zu kommen. Das mechanische Fokussieren auf das Unmittelbare wird zu seinem einzigen Inhalt. Traumlose Nächte folgen auf bildleere Tage. Die Seele selbst scheint entleert, als sei das Herzblut an- und erregender Impulse aus ihr geflossen. Visionen, die Kometen der Innenwelt, sind erloschen. Die Zukunft, die ein ständiger, munterer, anregender, fantasievoller Begleiter der Gegenwart gewesen ist, hat mir den Rücken zugekehrt. Die rosige Haut der Gegenwart ist in der Monotonie des Grau verblichen. Ein Bild, das mir später in den Sinn kommt, umfasst das Wesen des Geschehens: Ich treibe wie ein lebloser Körper in einem großen Strom.

Könnte ich dem, worin sich meine Existenz erschöpft, noch eine andere Sichtweise abgewinnen, so ist es die, dass sie sich im Erschöpftsein erschöpft. Ich stehe zwar noch auf. Ich esse auch zu Mittag. Hin und wieder schreibe ich auch Briefe. Wenn ich jedoch vor dem Beginn der Krankheit, wie ich es empfand, mitten im Leben gestanden habe, so bin ich nun nur noch ein Treibender. Ich hätte auch sagen können, ich schöpfe unentwegt Wasser aus einem lecken Boot.

Diese neue Wirklichkeit zu fassen, ist schwer. Voller Begeisterung habe ich mich in den Jahren zuvor so oft über lichterfüllte Landstriche ziehen sehen, die vor dem Blickfeld der Innenwelt lagen. Aber jetzt umgibt mich nur die Düsternis einer Krankheit. Sie forciert eine Realität in mich hinein, als sei es ein

Schwedentrunk. Ich fühle mich bestraft und vergewaltigt. Es mutet an wie ein Fluch.

Vor dem Beginn der Krankheit zog ich in einem großen Schwung dahin und jetzt nimmt die Krankheit mir auch noch mein Lieblingsspielzeug, meine kleinen Denkspiele, sage ich zu Freunden. Wie hätte ich es begreifen können, als mir als Kind von einer Gruppe größerer Jungen ein Blashorn aus der Hand gerissen worden war? Ich begriff es nicht. Genauso wenig vermag ich zu begreifen, was alles mir die Erkrankung jetzt aus der Hand nimmt.

Vielleicht würde eine Besserung eintreten. Aber dies ist nur der schwache Trost einer zukünftigen, sich immer weiter in die Ferne zurückziehenden Möglichkeit. Es ist das jetzige Geschehen, das sich meinem Begreifen entzieht. Wie kann ein gesunder Mensch begreifen, wie es einem Kranken im Gefängnis der Krankheit ergeht? Würde er es nur begreifen, wenn er selbst krank wäre? Aber wer würde es auf sich nehmen, nur um des Begreifens willen, freiwillig in das Gefängnis einer Krankheit zu gehen?

„So teilzunehmen, dass man selbst erlebt, wie einem andren zumute ist, muss unbeschreiblich schwer sein!", sagt Ulrich in Robert Musils *Der Mann ohne Eigenschaften.*

2.1.7
ANMERKUNGEN ZU EINER HYPOTHESE

Nicht ohne Stolz war ich als Gymnasiast der Auffassung gewesen, an den alten Sprachen mein Denken üben zu können. Der Reiz dieser Form gedanklicher Kunstturnerei ist mir gegenwärtig geblieben. Im Vergleich hierzu – und ich spreche nur von den Gewürzinseln des Denkens – hatte sich das Medizinstudium phasenweise als eine Wanderung durch ein Ödland ausgenommen, wo es keine Denkbäume gab, wenn sich Abläufe ausschließlich um ein monotones Einhämmern von Fakten drehten und nicht um eine geschmeidige Verknüpfung eigener Gedanken in die Perlenkette des Denkens. Ein unversehens entschlüpfter

Gedanke oder selbst eine Frage wurden durchaus nicht immer freudig aufgenommen.

Diese Reminiszenzen fliegen hin und wieder wie Funken in der grauen Monotonie des Alltags worüber, als mir bewusster wird, dass mehr als nur die Nichterfüllung der Vorhersage des Lungenfacharztes geschehen ist, da nicht nur keine Besserung, sondern eine Verschlechterung des Gesamtbilds zu verzeichnen ist. Die Logik legt nahe, die in eindrucksvoller Schnelle erzielte Diagnose des Lungenfacharztes solange nur als eine erste, wenngleich durchaus legitime Hypothese zu betrachten, solange sie nicht klar bewiesen ist; jedoch nicht mehr.

Das Wesen der Hypothese, d.h. Anfangshypothese, repräsentiert somit nicht mehr als den Versuch, ein Krankheitsgeschehen im ersten Anlauf zu erfassen, ohne diesen Versuch unmittelbar in den Rang der absolut gültigen Wahrheit zu erheben. Hieraus würde folgen, dass die Nichterfüllung der Vorhersage des Lungenfacharztes, dass es zu einer baldigen Besserung käme, die sich aus der Anfangshypothese, nämlich der Diagnose eines Asthmas abgeleitet hat, einen legitimen, ja, sogar notwendigen Anlass bietet, der Natur der Erkrankung noch weitgehender auf den Grund zu gehen. Und noch mehr von jener schwer fassbaren Erscheinungsform zur Anwendung zu bringen, die in den medizinischen Auditorien meiner Studienjahre, aus Scheu vor den in weißen Kitteln umherlaufenden Päpsten und sogar gelegentlichen Halbgöttern der Medizin, nicht immer in der ersten Reihe Platz nehmen durfte, sondern mit einem Stehplatz Vorlieb nehmen musste: dem Denken.

Meine Erwartung, die Flügel des Denkens rauschen zu hören, sollte jedoch alsbald enttäuscht werden. Denn die Autorität des Herrn im grauen Anzug sieht bei einer erneuten Konsultation kurze Zeit später keinen Anlass zu einer Revision der einmal gefassten Meinung. Vielleicht hat oder hätte er die Überprüfung einer Hypothese als Eingeständnis eines Irrtums betrachtet, was ich durchaus nicht so sehe, da es ohnehin nicht die Aufgabe einer Hypothese ist, die endgültige Richtigkeit einer Anfangsvermutung zu erfassen. Denn der Sinn einer Hypothese besteht gerade darin, eine anfänglich formulierte Auffassung mit dem Meißel des konstruktiven Denkens auszuformen. Aber vielleicht vermischen sich mit der Verkündigung einer Diagnose versteckte, autoritäre Ansprüche, deren Aufrechterhaltung um jeden Preis nun das vorrangige Prinzip darstellt.

Wie dem auch sei, der von einer Fachautorität vollzogene Kniefall vor der Diagnose des klassischen Asthmas manövriert mich, den Patienten, in ein Fahrwasser, das, oberflächlich besehen, harmlos erscheint. Da es sich jedoch um ein seichtes Fahrwasser handelt, ist es gefährlich, da die Gefährlichkeit in der schleichenden Tücke des Anzweifelns der selbst erlebten Wirklichkeit und der auf ihr beruhenden Schlussfolgerungen lauert.

Wenn sich diese meine Wirklichkeit einem mich behandelnden Arzt jedoch als nicht in dieser Form oder als nicht ausreichend gravierend darstellt, wie es nun einmal für mich der Fall ist, weil diese Wirklichkeit sich nicht in das Korsett der Diagnose zwingen lässt, dann existiert diese meine Wirklichkeit für den behandelnden Arzt im Grunde genommen nicht. Es ist somit, als würde die von mir erlebte Wirklichkeit aus meinem Kopf geschält und als würde mir implizit zu verstehen gegeben, ich möge sie durch eine andere, der Erwartung des Arztes entsprechende Gemütsverfassung austauschen.

So bleibt das Beharren auf der einmal gefällten Diagnose des Asthmas. Die Dosis der Medikamente wird erhöht, um durch diese ärztliche Maßnahme das Übel beherzt aus der Welt zu schaffen.

Dennoch verläßt mich nicht das hartnäckige Gefühl, dass der Lungenfacharzt nicht den neben mir stehenden Schatten erkennt: die Krankheit unter ihrer geheimnisvollen Kapuze.

2.1.8
EIN BRIEF

Im Spätherbst 1993 registriere ich eine leichte Aufhellung der Depression, aber ein Nachlassen der Erschöpfung scheint sich nicht anzubahnen. Die bescheidene Besserung meiner Befindlichkeit genügt jedoch, mir das bedenkliche Ausmaß der Schieflage, in die ich geraten bin, in das Bewusstsein zu bringen. Bei einer nüchternen Betrachtung kann ich davon ausgehen, dass im Fall einer baldigen Wiederherstellung meiner Gesundheit die Dinge wohl bald wieder ins Lot finden würden. Sollte sich jedoch in Kürze kein Aufwind einstellen, würde mir die Zukunft ihre Dornen zeigen.

Ich entschließe mich daher zu dem Versuch, den Lungenfacharzt zu einem Überdenken zu bewegen. Es gelingt mir in der Tat, ihn zu einer ersten körperlichen Untersuchung zu motivieren und zudem dazu, mich durch die 'Mühle' einer Serie von Tests und Blutlassungen zu 'drehen', wie es im medizinischen Jargon heißt. Ich kooperiere willig, da sich meine anfänglichen Zweifel an der klassischen Asthma-Diagnose inzwischen zu einer fassbaren Skepsis entwickelt haben.

Gegen Ende des Monats November 1993 verstärkt sich jedoch mein Eindruck, dass die Initiative der diversen Untersuchungen letztlich keine weiterführenden, eigenständigen Denkprozesse bei dem behandelnden Lungenarzt ins Rollen gebracht hat. So raffe ich mich dazu auf, meine Auffassung aus der Sicht des betroffenen Patienten dem Lungenspezialisten in schriftlicher Form zukommen zu lassen.

Ich bin müde. Aber als rege sich ein Stolz in mir, sehe ich den Zeitpunkt gekommen, meine Sicht der Dinge zu Papier zu bringen. Bislang habe ich mich in der Rolle eines 'normalen' Patienten an das stillschweigende Gebot gehalten, meine Zweifel an der ärztlichen Diagnose weitgehend für mich zu behalten. Aber nun ist es mir nicht mehr möglich, die Augen davor zu verschließen, dass auch jetzt, mehr als ein halbes Jahr seit seinem Beginn, sich das Krankheitsgeschehen mir noch nicht in dem klarsichtigen Licht der Erkenntnis darstellt, das ich für wünschenswert, überzeugend und notwendig erachtet hätte.

Zwei Diagnosen waren gefällt und mir sozusagen angeheftet worden. Mit einer dieser Diagnosen, der Depression, kann ich mich identifizieren. Meine Beziehung zu der anderen Diagnose, nämlich der des klassischen Asthmas, gestaltet sich jedoch als zunehmend schwieriger, ohne dass ich bislang meine von einer anfänglichen Unbehaglichkeit in eine wachsende Skepsis sich wandelnde Haltung dieser Diagnose gegenüber hätte stichhaltig begründen können. Denn zweifellos bin ich kein Fachmann auf dem Gebiet der Lungenheilkunde, und mir zudem sehr wohl bewusst, wie schwierig es ist, auf dem eigenen Arbeitsgebiet ein Fachmann zu sein.

Es gibt jedoch ein auf einer Lernerfahrung beruhendes Erfahrungswissen, das jetzt in den Vordergrund drängt und das mir zugutekommt. Denn schon einmal hatte ich in der Mononukleose eine Krankheit erlebt, die sich durch eine anfänglich unbeherrschbare Erschöpfung, eine lang anhaltende Leistungseinbuße sowie tückische, wie aus dem Hinterhalt aufkreuzende, depressive Attacken ausgezeichnet hatte. Hier war, so wird mir nun bewusst, eine Erkrankung am Werk gewesen, die zu der jetzigen analoge Züge aufweist. Richte ich bei der Betrachtung der jetzigen Erkrankung das Augenmerk nicht nur auf die Atembeschwerden, sondern auch auf andere, sich manifestierende Symptome, wie die um sich greifende, gravierende Erschöpfung, würde sich die Mononukleose als eine Orientierungshilfe für die jetzige Malaise anbieten.

Mehr als ein halbes Jahr ist seit Beginn der Erkrankung ins Land gezogen. Die monotonen Tagesstimmungen der äußeren Welt in ihrem eintönigen Grau erscheinen wie eine Widerspiegelung der Atmosphäre der inneren Welt. Ich setze mich an meinen Schreibtisch und schreibe einen langen Brief an den Herrn im grauen Anzug, den Lungenfacharzt.

Aufbauend auf meiner Lehr- und Lernerfahrung der Mononukleose und den erlebten Parallelen zwischen der Mononukleose und der jetzigen Erkrankung stelle ich die Hypothese auf, dass auch meine jetzige Erkrankung eine Infektion von bislang noch unbekannter Ursache sein könnte. Zum Zweck einer weitergehenden Untersuchung dieser Fragestellung bitte ich um das Hinzuziehen eines Virologen. Ich lasse in meinem Brief durchblicken, dass es mir weder darum geht, Kritik vorzutragen, noch darum, mich als Rechthaber zu profilieren. Es geht mir einzig um das Wiedergewinnen meiner Gesundheit.

Hatte ich auf eine konstruktive Antwort gehofft, so sollte ich bald eines Besseren belehrt werden, da eine Antwort auf meinen Brief ausbleibt.

Im Unterschied zu der Denklethargie des Lungenfacharztes hat die Krankheit jedoch nicht ihre Hände in den Schoß gelegt. Noch deutlicher als bisher führt sie mir nun vor Augen, wer das Szepter der Macht in der Hand hält. Eine Grippe, die unter normalen Umständen kaum der Rede wert gewesen wäre, demonstriert mir, wie schwach ich inzwischen geworden bin. Als fände die Krankheit ein Vergnügen daran, mir meine Ohnmacht zu beweisen, weist sie mich gleichzeitig auf einen

Umstand hin, dem ich bislang keine allzu große Beachtung beigemessen habe: Ich lebe allein. Die Unabhängigkeit der Lebensführung der letzten Jahre war auf dem Postulat der Gesundheit aufgebaut gewesen, ohne die Möglichkeit einer Erkrankung in Betracht zu ziehen. Aber jetzt komme ich drei Tage lang nicht mehr aus dem Bett und beginne, mir Gedanken um bisherige Selbstverständlichkeiten wie das Einkaufen zu machen.

Es bedarf keiner allzu großen Überzeugungskünste, dem Rat zu folgen, London den Rücken zu kehren, um mein Glück in Deutschland zu suchen. Ich bin krank und komme nicht umhin, die Schlussfolgerung zu ziehen, hinsichtlich der Frage der Abklärung meiner Krankheit in eine Sackgasse geraten zu sein. So verspricht die Reise nach Deutschland eine neue Hoffnung auf meiner Suche nach Heilung.

Gern hätte ich den Weihnachtsmann um die Erfüllung meines dringenden Wunsches nach Gesundheit gebeten. Aber ich wäre schon zufrieden gewesen, wenn er mir den Wunsch erfüllt hätte, einen guten Arzt zu finden.

„Da fragt sich nun, ist der verrückter, der nicht anders kann, oder der, der es mit Absicht ist."

Darauf antwortete Samson:

„Der Unterschied zwischen solch Verrückten ist, dass der, der einer sein muss, auf ewig einer ist, während der Freiwillige damit aufhören kann, wann immer er mag."

Miguel de Cervantes Saavedra, Don Quijote II, 131

2.2
TRÜGERISCHE HOFFNUNG

2.2.1
DER EINGEBILDETE KRANKE

Schon die ausgesuchten Bilder an der Wand, die den Praxisräumen des Lungenarztes das Flair des Ästhetischen vermitteln sollen, versprechen jenes Ambiente von Wissen und Kunst, dem der Leidende mit besonderem Vertrauen entgegensieht. Zeitschriften liegen in bunter Fülle auf dem Tisch, aber sie reflektieren eine Welt der Perlen des Lustgewinns, die in meinem konstanten Ringen um Luftgewinn schon lange in den Hintergrund getreten ist – eine Welt, die mir wie die Anmutung aus einer anderen Region des Kosmos erscheint. Entgegen meiner Erwartung brauche ich jedoch nicht allzu lange zu warten, bis ich aufgerufen werde.

Ich werde in das Arztzimmer, das Sanktuarium des Praxistempels gebeten, in dem dem Leidtragenden das Orakel seiner Krankheit verkündet werden würde, wo mir zwar kein wirklicher, dafür ein sogenannter Halbgott im weißen Kittel gegenübersitzt. Meine Krankengeschichte, die inzwischen circa zehn Monate umfasst, darf ich auf zehn Minuten komprimieren und sehe mich dann mit eindrucksvoller Effizienz auf jenes Förderband routinierter Gedankenlosigkeit gelegt, das den Kranken von einer zur nächsten Station der Hoffnungslosigkeit voranträgt.

Ich nehme in einer Glaszelle Platz, um über schlauchförmige Gewinde die Geheimnisse meiner Lungenlüfte einem Computer zuzublasen. Gewiss bin ich auch innerhalb der Zelle noch ein freier Mann, aber die Zelle symbolisiert in der kühlen Abgeschlossenheit ihres polierten Stahls auch meinen Zustand: Ich bin ein Gefangener der Krankheit und ein Gefangener einer technologischen Betrachtungsweise und einer Wertewelt, die mich auf Lungenfunktionswerte reduzieren soll.

Kaum wird die Glaszelle wieder geöffnet, werde ich in eine andere Räumlichkeit eskortiert. Hier sollen dieses Mal nicht nur mein Unterarm, sondern auch mein Schultergürtel der Schauplatz von Quaddelbildungen werden, die mich inzwischen jedoch nicht mehr überraschen. Aber auch dieses Mal finden sie die anerkennende Bewunderung des deutschen Lungenarztes, dem ich nun nach dem Abschluss der Untersuchungen ein zweites Mal gegenübersitzen zu dürfen das Privileg habe.

Seine Bewunderung gilt jedoch neben den Quaddeln dezenterweise auch sich selbst. Denn mit dem unüberhörbar leise dahingesprochenen Hinweis auf Sherlock Holmes gibt er mir zu verstehen, dass er die durch die Tests ans Licht gebrachten Befunde vorhergesehen hat.

Wäre ich selbst zu diesem Zeitpunkt zu einer größeren gedanklichen Durchdringung der Lage fähig, so hätte ich nun meinerseits den weiteren Ablauf der Dinge vorhersehen können und somit den Spruch des Orakels selbst. Denn da ich auch dieses Mal eine allergische Disposition an den Tag lege, die mich zwar nicht mehr überrascht, wiewohl noch immer verwundert, wird von dem Arzt der kühne Schluss gezogen, dass auch meine Lunge allergisiert sei. Einmal in Schwung geraten, führt dieser Gedankensprung zu einem weiteren, nämlich zu dem der Diagnose eines allergisch bedingten Asthmas.

Allerdings klingt das, was mir zu Ohren kommt, inzwischen zu vertraut, als dass ich es fraglos annehmen könnte. Zwar bin ich mir bewusst, dass ich vor einem Halbgott im weißen Kittel sitze. Aber zu wichtig ist mir inzwischen das Wiedererlangen der eigenen Gesundheit, als dass ich mir nicht die Freiheit gestatte, auf meine hartnäckige Erschöpfung hinzuweisen.

Sogar noch einen Schritt weitergehend frage ich den Arzt, welche Erklärung er für meine Erschöpfung besäße, da ich vor der Krankheit ein durchaus kräftiger, leistungsfähiger und durchhaltefähiger Mensch gewesen bin. Vielleicht habe ich seitens des Lungenfacharztes als eine erste Reaktion eine kleine Pause des Nachdenkens erwartet. Vielleicht doch ein Halbgott, fliegen ihm aber scheinbar die Gedanken in Windeseile zu; nicht nur dies. Mit seiner Entgegnung, dass meine Erschöpfung 'supranasaler' Natur sei, bringt er nun wiederum mich zum Nachdenken. Aber dann fällt mir ein, dass der Begriff 'supranasal' wohl ein mit einem lateinischen Wort umschriebenes Geschehen bezeichnen soll, das sich oberhalb der Nase abspielt. Da ich jedoch sicher sein will, ihn nicht missverstanden zu haben, frage ich ihn, was 'supranasal' wohl in seinem Verständnis bedeutet. Der Spezialist scheint nun doch in verlegenes Nachdenken zu geraten, da er sich genötigt sieht, mir die Wahrheit zu sagen. Denn ich habe das Orakel aufgesucht, um die Wahrheit zu erfahren. „Ich meine", kommt es über seine Lippen, „die Erschöpfung ist sozusagen eingebildet." Ich fühle mich zu müde und zu wenig schlagfertig, um hierauf meinerseits erneut zu erwidern. Als ich später in meinem Quartier eintreffe, verspüre ich nur noch das Bedürfnis zu schlafen.

Es dauert einige Tage, bis mir bewusst wird, nunmehr einer besonderen Kategorie von Kranken zugeordnet zu sein. Ich bin weder ein ausgebildeter noch ein gebildeter Kranker. Ich bin nun ein eingebildeter Kranker.

2.2.2
MEDIKAMENTENSCHATZ

Liebenswert engelsanft schwebt das Christkind um den Weihnachtsbaum, ohne jedoch von meinem Wunsch nach Gesundheit Notiz zu nehmen. So raffe ich mich noch einmal gegen Ende des Jahres 1993 zu einer Suche nach einem medizinischen Heilsbringer auf. Vielleicht würde ihm zumindest ein Faktum augenfällig werden, das zwar 'Sherlock Holmes', nicht jedoch meinem medizinisch nicht ausgebildeten Gemüsehändler entgangen war, nämlich, dass ich krank aussehe. Ob ich mir nun mein Leid einbilde oder nicht: Mein, wie es im Englischen heißt, usual self, d.h. mein sogenanntes normales Selbst, bin ich schon lange nicht mehr.

Aufmerksam und freundlich werde ich am nächsten Ort der Handlung begrüßt, ein Zeichen des Wahrgenommenwerdens, das verheißungsvoll scheint. Ansonsten wäre ich in den Menschengruppen, die sich im Korridor und in den Nischen angesammelt haben, wohl bald untergegangen. Aber so namenlos die Menschen auch sind, so zehren alle von der gleichen Hoffnung, nämlich der Hoffnung auf Aufklärung, Linderung oder Erlösung ihrer Lungenleiden. Ich bin nur einer von Vielen, die sehnsuchtsvoll vom atemhauchleichten Dahingleiten auf Lungenflügeln träumen.

Auch hier, in diesen Räumlichkeiten, sollte ich die Stationen durchlaufen, die sich vielleicht als ein Kreuzweg des modernen Menschen bezeichnen lassen, auf dem der Mensch den von ihm geschaffenen Maschinen ins Antlitz schaut. Wieder sehe ich mich in einer gläsernen Zelle einem Gewinde an Plastikröhren gegenüber, die die Geheimnisse des luftgefüllten Inneren sehr viel exakter abzusaugen vermögen als ein Zuhören es vermag.

Wieder einmal schiebt sich ein Röntgenapparat geradezu aufdringlich dicht an mich heran, um mit seinen besonderen Fähigkeiten durch mich hindurchzusehen und mir die Erkenntnis vor Augen zu führen, dass ich letztlich nur aus einem Konglomerat dichterer und weniger dichter Zellanhäufungen bestehe. Wieder sehe ich dann mit einer Mischung aus Ungläubigkeit und Verwunderung dem Entstehen der Quaddeln entgegen, die es wagen, meine Haut ins Rötliche zu verwölben, selbst wenn ich es ihnen untersagt hätte.

Gewiss werde ich mit Aufmerksamkeiten bedacht, so auch mit der eines Glases Wasser, als ich beim Durchleuchten beinahe einer Ohnmacht in die Arme falle; ein Ereignis, dem es wegen der Offensichtlichkeit meiner körperlichen Schwäche gelingt, meinen Stolz zu verletzen. Ja, in einem solch hohen Maß wird mir Aufmerksamkeit zuteil, dass mir – anders als bisher – ein breites Spektrum an Erklärungsmöglichkeiten für die Ursache meiner Erkrankung angeboten wird. Es ist beinahe, als hätte ich freie Krankheitswahl.

Die Krankheit, an der ich leide, könnte Asthma sein. Es kann sich auch um eine Grippe handeln oder eine Depression oder gar Tuberkulose. Denkbar ist auch das gleichzeitige Vorliegen verschiedener Krankheiten. Zudem seien exotischere Pathologien, wie die einer seltenen Pilzerkrankung, der schon Archäologen beim Ausgraben von Pharaonenmumien zum Opfer gefallen waren, in Betracht zu ziehen. Meine Erwartungen werden insofern nicht enttäuscht, als es eine bis dahin ungewohnt tolerante Bandbreite im Angebot der Krankheitsmöglichkeiten gibt, und in der Tat eine Klarheit existiert, die darin besteht, dass letztlich alles unklar ist. Ich werde großzügig mit Medikamenten beschenkt. Meine Tragetasche fühlt sich so schwer an wie die neu erworbenene Erkenntnis dieser so bestechenden Form an Klarheit.

Eine nüchterne Einschätzung meiner Lage lässt es mir jedoch ratsam erscheinen, jetzt, gegen Jahresende 1993, von dem Ritual des *same procedure as last year* abzuweichen. Die übliche Liste an guten Vorsätzen für das bald beginnende Jahr 1994 erstelle ich dieses Mal nicht. Die Krankheit hätte es als Hybris auffassen können, würde ich allzu selbstverständlich von der Annahme ausgehen, in den Genuss des ganzen Jahres 1994 zu kommen.

„Was geschieht da, Sancho, mir ist, als weichte mir mein Schädel auf, als liefe mir das Hirn aus oder als schwitzte ich von Kopf bis Fuß? Sollte ich schwitzen, glaub mir, dann gewiss nicht aus Angst, doch zumindest jetzt sicher, dass mir da ein schreckliches Abenteuer widerfahren will. Gib mir ein Wischtuch, sofern du eines hast, denn die Bäche von Schweiß machen mich ganz blind."

Miguel de Cervantes Saavedra, Don Quijote II, 144

2.3
PORTRÄT EINER MACHT

2.3.1

DIE ERSCHÖPFUNG

Bei unvoreingenommener Betrachtung meiner Situation zu Beginn des Jahres 1994 besteht wenig Anlass zu Optimismus. Zwar vermeinte ich, im Spätherbst 1993 aufgrund einer Aufhellung der Depression eine leichte Verbesserung des Gesamtzustands zu registrieren. Auch das Drängen auf eine sorgfältigere Untersuchung meiner Krankheit und mein Brief an den Londoner Lungenfacharzt ließen sich als Anzeichen dafür werten, dass ich die Oberhand gewinnen wollte. Die Grippe zu Anfang Dezember 1993 führte mir jedoch mit Nachdruck vor Augen, wie geschwächt, ja, sehr krank ich tatsächlich war.

Die Krankheit hat sich somit zum Jahresende 1993 verstärkt und, ohne meine Erlaubnis einzuholen, in meinem Körper weiter um sich gegriffen. Mein bislang stabiler und noch im Sommer 1993 für exzellent befundener Kreislauf zeigt Anzeichen der Unzuverlässigkeit: Mehrmals kollabiere ich. Mir fehlt der Appetit. Mein ansonsten robustes und nachkriegsgeschultes Verdauungssystem reagiert des Öfteren pikiert und bringt mich in Verlegenheiten. Mein bisher fraglos funktionierendes und eingespieltes muskuläres System wird immer kooperationsunwilliger. Schon als Dreijähriger war ich weitaus leistungsfähiger und ausdauernder auf den Beinen gewesen als jetzt auf der sogenannten Höhe des Lebens.

Wie könnte ich diese alles dominierende Erschöpfung beschreiben? Müdigkeit oder gar arbeitsbedingte Erschöpfung sind mir keine unbekannten Begleiterscheinungen des Lebens und des Berufs. Sie haben sich jedoch jeweils im Schlaf wieder schnell regeneriert und mir zügig eine wohltuende Frische zurückgeschenkt.

Aber jetzt weckt der Schlaf seit Monaten nur den Hunger nach noch mehr unersättlichem Schlaf. So traumlos die Nächte sind, so visionslos sind die verarmten Stunden der Wachheit, in denen ich zwar die Augenlider geöffnet halte, aber den Geist nicht von seiner Sehnsucht nach dem Bett ablenken kann.

Bücher habe ich schon seit Monaten nicht mehr gelesen. Während ich jetzt vor den Korrekturfahnen meines ersten Buches sitze, hält mir die Krankheit den Spiegel vor Augen, in dem ich das erschreckende Ausmaß meines Abgleitens in die Ohnmacht der Krankheit sehe. Die Fahnen eines Buches, das ich noch schwungvoll im Mai 1993 beendet hatte, auch nur in Ruhe zu betrachten, bereitet mir große Mühe. Die Druckzeilen verschwimmen mir vor den Augen. Was am Anfang einer Zeile steht, habe ich manchmal schon vergessen, bevor ich das Zeilenende erreiche. Immer wieder pendele ich zwischen dem Anfang und dem Ende von Sätzen hin und her, und immer wieder geschieht es, dass, wenn ich am Ende eines Satzes anlange, ich schon den Beginn des Satzes vergessen habe. Inhalte lösen sich im Nebel des Unverständnisses auf. Manchmal entzieht sich mir sogar die Bedeutung des Wortes 'und'. Zur Bewältigung des Korrekturlesens, für das ich normalerweise nicht mehr als ein paar Tage benötigte, brauche ich zwei Monate. Es ist Schwerstarbeit. Den kreativen Schwung hat mir die Krankheit schon seit Monaten aus dem Kopf gejagt. Ich scheine nur noch als der leere Schädel eines Menschen übrig geblieben, für den das Korrekturlesen eine unvergleichlich größere und kräftezehrendere sisyphusartige Herausforderung darstellt als das Verfassen des Buches selbst.

Es mag schwer zu begreifen sein, dass diese Erschöpfung mehr als ein Symptom repräsentiert. Sie ist das lähmende Gift, das alle Bereiche lebendiger Aktivitäten überschattet, ähnlich einer Eklipse, die dem ganzen Planeten das Licht entzieht und ihn der Dunkelheit unterwirft. Zukunftsgedanken sind entschwunden. Auch in der Gegenwart ziehe ich mich immer mehr in den engen Kreis zurück, in den die Krankheit mich manövriert hat. Zu schmerzlich ist die Begegnung mit Menschen, die mir Gutes zureden wollen und nichts Wohltuenderes im Sinn haben als mich aufzumuntern, so dass ich es vorziehe, ein inneres Exil zu suchen. Es wird mir bewusst, dass ich keine Appelle an ein tapferes Durchhalten oder die Pflicht zum Ausharren im Diesseits mehr hören will. Ich will auch keinen Trost, sondern nur die Anerkennung der rauhen Wahrheit meiner inneren Wirklichkeit. Aber welcher Gesunde vermag sich dieser Aufgabe stellen, wo doch meiner inneren Wirklichkeit völlig andere Gesetze aufgezwungen sind?

Ich trage keine äußerlich sichtbare Wunde. Mir fehlen keine Gliedmaßen. Ich trage kein Mahnmal einer Krankheit auf der Stirn. Ich habe mir im Kampf gegen eine Krankheit keine Tapferkeitsmedaille errungen oder verdient. Ich kann mich auch nicht als einen Helden der Krankheitsbewältigung bezeichnen, was die Sprache gern in militärischen Bildern widerspiegelt oder mit dem Rosenkranz christlicher Tugenden schmückt. Hierfür bin ich zu müde und erschöpft. Ein Held klappt nicht wie ein Taschenmesser auf dem Bett zusammen. Höchstens für die tragikomische Figur eines Antihelden könnte ich herhalten, der – sich von Niederlage zu Niederlage schleppend – der Ermahnung aus Schulzeiten zuwider handelt, sein Leben nicht zu verschlafen.

Die Verführung, mein Schlafleben in einen ewigen Schlaf zu verwandeln, hat seit September 1993 nicht nachgelassen. Denn wie ermüdend, ja, quälend ist bereits das morgendliche Aufwachen, wenn nur die Perspektive vor Augen steht, wieder einen Tag mit nichts anderem zu verbringen als das eigene, in seiner Schwäche entfremdete Selbst im kalten Spiegel der Ohnmacht zu sehen.

Versuche ich, das Geschehen in Sprache zu fassen, so fehlen mir die Worte. Welchen Sinn hätte es, immer wieder nur die Begriffe 'müde' oder 'erschöpft' zu notieren oder detaillierter aufzuschreiben? Versuche ich, inneren Abläufen durch Skizzen Ausdruck zu verleihen, so merke ich, dass ich die Fähigkeit verloren habe, schwungvolle Linien zu zeichnen. Der Stift zieht sich zitternd ins Leere, als sei mir das Gefühl für das zu entstehende Design verloren gegangen. Meine Handschrift ist steif geworden und scheint am Papier zu kleben. Rechtschreibfehler häufen sich.

Schon längst ist mir eine meiner Lieblingstätigkeiten, die des gedankenlos versunkenen Schauens, verloren gegangen. Zu unerbittlich ist der Kontrast zu den Verhältnissen, wie sie einst vor dem Beginn der Krankheit bestanden haben, als dass ich diese 'Neue Weltordnung' meiner Innenwelt, die meine Seele und meine Körperwelt unterjocht, annehmen könnte. Zu sinnentvölkert scheint das Geschehen. Als kämpfte ich darum, einen gemeinsamen Faden zwischen dem, der ich geworden bin und dem, der ich einmal gewesen war, herzustellen, fühle ich mich zwischen den Mühlsteinen zweier fundamental unterschiedlicher Wirklichkeiten aufgerieben – der gesunden und der kranken Wirklichkeit.

Dennoch ist die Erkenntnis nicht zu umgehen, dass beides Wirklichkeiten sind, so wie auch Licht und Dunkel jeweils eigenständige Wirklichkeiten verkörpern. Aber diese Wirklichkeiten als gleichermaßen legitime Erfahrungsbausteine meiner inneren Welt anzuerkennen, ist nur um den Preis der Verzweiflung möglich. Verzweiflung ist das Gefühl, das sich aus dem Dunkel erhebt, wenn ich zu mir sage: Jener Mensch war ich bis zu Beginn der Krankheit. Dieser Mensch bin ich jetzt.

Aber es ist ein und derselbe Mensch.

2.3.2

GEDANKEN EINES KRANKEN

Krankheit als Schicksal, Krankheit als die große Prüfung, Krankheit als Lehrmeisterin, Krankheit als Zeit der Reife – Begriffe, die sich dumpf wie ein müdes Rad in meinem Kopf drehen, als bemühte ich mich, die leere Schale der Entbehrung mit Sinn zu füllen. Aber ich will gar nicht mehr krank sein. Ich will nicht mehr mit der Aussicht aufwachen, wieder einem Tagesablauf entgegenzusehen, der von mir in dieser Form nicht gewollt ist, sondern der mir – und so empfinde ich es – mit rücksichtsloser Macht aufgezwungen wird.

Ich will nicht mehr in der Eintönigkeit der kalten Jahreszeit nach draußen gehen, um der Lunge frische Luft zuzuführen. Ich will keine Medikamentensprays mehr inhalieren, deren Effekt ich nicht ermessen kann und die doch nur Symbole der unbarmherzigen Abhängigkeit an die Krankheit darstellen. Ich will die Last dieser Krankheit nicht mehr auf den Schultern tragen, eine Last, die mich zur Kurzatmigkeit verdammt und mein Leben zum Stillstand bringt.

Nie bin ich in meinen medizinischen Lehrbüchern auf den Begriff der Langeweile gestoßen. Aber jetzt erfahre ich sie mit wachsendem Überdruss. Wie glücklich kann ich mich schätzen, in meinem früheren Leben kaum jemals an Langeweile gelitten zu haben. Nun steht sie breitbeinig im Raum. Wie langweilig, wie entsetzlich langweilig fühlt es sich an, keine Ideen mehr im Kopf zu haben. Schon seit Monaten sind die bunten Falter neuer Gedanken hinter den dunklen Mauern der Erschöpfung verschwunden. Wie langweilig ist es, kein Buch mehr zu lesen. Wie langweilig ist das Leben geworden, dessen Achse sich nur um kurzen Atem und um Erschöpfung dreht. Es sei noch niemand an Langeweile gestorben, heißt es. Inzwischen glaube ich es nicht mehr.

Selbst wenn mich die Langeweile nicht ins Grab bringt, wird es vielleicht der Überdruss an ihr vollbringen. Auch der Begriff Überdruss ist mir in medizinischen Lehrbüchern nicht begegnet. Denn dies entspräche nicht dem Bild des stereotypischen Kranken und dem Verhaltenskodex, der dem Kranken auferlegt wird. Auch die Tugend, nicht zu klagen, ist im Krankenstand zu observieren. Krankheit ist letztlich mit der gleichen stoischen Haltung zu akzeptieren wie abstehende Ohren oder der Umstand, in eine bestimmte Zeit und nicht in eine andere hineingeboren zu sein oder in eine schreckliche Familie und nicht in eine liebevolle.

Als sei der Kranke mit einem unendlichen Reservoir an Geduld ausgerüstet, ermahnt man ihn, sie nicht zu verlieren: „Nun verlieren Sie doch nicht so schnell die Geduld. Sie wissen doch, dass alles besser werden wird." Aber woraus schöpft ein Gesunder die Gewissheit, dass alles besser werden wird? Es scheint keine Rolle zu spielen, ob der Gesunde es wirklich weiß oder nicht. Denn er wird unbekümmert fortfahren: „Aber nun geben Sie doch nicht gleich die Hoffnung wieder auf." Vielleicht geht es dem Kranken gar nicht um die Hoffnung, sondern nur um die Anerkennung der Tatsache, dass ihm niemand die Gewissheit zu geben vermag, aus seiner Schlangenhöhle befreit zu werden? Niemand wird ihm versichern können, ob sich die Krankheit ihre großen Schachzüge noch vorbehalten hat. „Denken Sie doch nicht gleich an das Schlimmste. Sie sind doch noch jung", wird man dem Kranken zureden, auch wenn er sich älter fühlt als er es jemals wird sein können.

Die Dialoge zwischen dem Kranken und den Botschaften aus der gesunden Welt werden zu Dokumenten der Begegnungslosigkeit, wenn es dem Gesunden nicht gelingt, sich zu vergegenwärtigen, dass der Kranke nicht nur an einer Serie von Symptomen leidet, sondern an einer Wirklichkeit, die ihn mit diktatorischer

Macht unterdrückt und ihm den freien Willen raubt oder zumindest die Illusion desselben.

Die Analyse offenbart, dass die Pfeiler des Verstehens der Wirklichkeit des Kranken weniger von denjenigen, die die Erkrankung tatsächlich erleben, in den Boden des konventionellen Bewusstseins gerammt werden, als vielmehr von Gesunden. Aber wie wird ein Gesunder jemals das Ausmaß und die Facetten eines solch anderen Raum-Zeit-Koordinatensystems aus seinem Inneren heraus begreifen können, wenn er dem Kranken zu verstehen gibt, diese Form der Wirklichkeit sei eingebildet; oder sie würde sich innerhalb weniger Tage auflösen oder ohnehin bald von der Rückkehr in die Normalität aufgesogen werden?

Wie wird ein Gesunder, der um 10 Uhr morgens dem Kranken eine Hostie an Hoffnung erteilt und eine andere um 10:10 Uhr an einen anderen Kranken austeilt, der zur Mittagszeit seine Mahlzeit einnimmt und sich dann zur abendlichen Stunde gedanklich auf den nächsten Tag und überhaupt die Zukunft vorbereiten darf – und es sich im übrigen leisten kann, nicht dauernd an die Endlichkeit seiner Tage erinnert zu werden –, wie wird ein solchermaßen Gesunder sich vorstellen können, was Zeit in der Erlebnislandschaft des Kranken beinhaltet?

Jene träge, im Morast der Hoffnungslosigkeit steckengebliebene Zeit; Zeit, die gleichzeitig von dem hektischen Galopp des Atems vorangetrieben wird; Zeit, die dennoch nicht schneller vorankommt, sondern nur mit unerträglich-unbarmherziger Langsamkeit; Zeit, die nicht in verhaltener Stille am Rand des Geschehens wirkt und gestaltet, sondern den Kranken wie eine Marionette am Faden zieht und ihn mit Zurufen verwirrt, dass für ihn die Zeit noch nicht gekommen sei, aber dass sie vielleicht doch bald kommen könne; dass er aber froh sein könne, dass sie noch nicht gekommen sei; dass sie, seine Zeit, im Grunde doch schon längst verstrichen sei. Er erlebe nur noch eine Zugabe an Zeit; dass er sich nur noch an leere Hoffnungen klammere. Dass die Zeit es mit ihm im Grunde gut meine, wenn sie so langsam dahinzöge. Dafür möge er dankbar sein. Denn er habe ja noch nicht das Zeitliche gesegnet. Sie, die Zeit, könne auch sehr viel schneller verstreichen ...

2.3.2
ZWEI KERZEN

Den Eintritt in das Jahr 1994 begleitet keine Aufbruchsstimmung. Es ist, als irre ich durch eine imaginäre Wüste, in der Hoffnung, doch noch eine Wasserstelle zu finden, ohne gewahr zu werden, dass ich mich nur noch unaufhaltsam im Kreis drehe. Ich führe Monologe, da Dialoge mit Gesunden schnell an einer Mauer des Nichtverstehens abprallen. Wie soll ich das, was ich empfinde, begreiflich machen? Wie kann ich von einem anderen Menschen erwarten, meine innere Wirklichkeit wahrzunehmen?

Mir wird bewusst, dass ich seit Beginn der Erkrankung zunehmend schwächer geworden bin. Die mir im September 1993 vermittelte Vorhersage auf eine baldige Genesung ist unerfüllt geblieben und steht schon wie ein Kreuz der Aussichtslosigkeit in der Landschaft der Erinnerung. Mir wird deutlich, dass meine Kräfte nicht endlos sind. Vor wenigen Wochen habe ich gegenüber befreundeten Menschen ein Tabu gebrochen, als ich sagte, dass eine Existenz, wie ich sie im Rahmen der Krankheit erlebe, für mich keine Lebensqualität beinhalte. Erschreckt hatte man versucht, mich von solchen Gedankengängen abzuhalten. Aber ich selbst war eher ruhig geblieben. Denn es war mir klar, dass niemand eine Lebensqualität für mich als wertvoll definieren konnte, wenn ich mich selbst hierzu außerstande fühlte.

Natürlich hatte ich mich gegen solche Gedankengänge auch aufgelehnt. Schon im Herbst 1993 hatte ich die Krankheit, die über mich hergefallen war, als eine Bestrafung, ja, als einen Fluch erlebt. In immer neuen Schüben der Verzweiflung hatte ich erlebt, wie mir die Krankheit Zug um Zug einen Bereich meines Lebens, der mir lieb und teuer war, nach dem anderen aus der Hand genommen hatte, und bis in den Innenraum meines Selbst vorgedrungen war.

Aber jetzt, zu Anfang des Jahres 1994, bin ich bereit, mich nicht mehr aufzulehnen, sondern das, was sich zugetragen hat, so anzunehmen, wie es ist. Wenn dies mein Schicksal ist, dann ist es so. So schwindet die Bitterkeit.

Ich setze mich eines Abends Mitte Januar 1994 in meinen Arbeitsraum und zünde zwei Kerzen auf dem Boden an. Einige Zeit knie ich vor ihnen, müde, wie schon seit Monaten, schwach und mit einer erhöhten Atemfrequenz. Aber dann erfüllt mich, als ich in die still vor sich hin brennenden Kerzen sehe, eine friedliche, ja, beinahe feierliche Stimmung.

Dann tritt eine Klarheit in den Raum, in der mein ganzes Leben vor mir steht. Ich, der ich seit Monaten kaum über den Rand der Grube, die diese Krankheit für mich ausgehoben hatte, zu sehen vermochte, sehe nun mein ganzes Leben im ungebrochenen Licht der Kontinuität vor mir. Auch die geheimnisvolle Botschaft vom April 1993 steht vor mir. In einer unerwarteten, mich einhüllenden Ruhe erlebe ich nun die Erfüllung dieser Botschaft: Mitten im Leben sehe ich dem Tod ins Auge.

Es ist eine verklärte, inzwischen beinahe magische Stimmung, die mich erfüllt. Es sind nur die beiden Kerzen mit ihren leicht zitternden Flammen, ich und jenes so unerklärlich klare Bewusstsein, in dem sich die Facetten meines Lebens widerspiegeln.

Alles liegt hinter mir und vor mir stehen nur die beiden Kerzen auf dem Altar dieses Bewusstseins, vor dem ich, der nach Erlösung Suchende, auch einen Teil von sich selbst wiederfinde. In dieser Ruhe, die in ihren Armen eine große Trauer und auch ein Annehmen des Geschehens birgt, finde ich, der ganz und gar Unreligiöse, die Freiheit, der Krankheit die Worte zu sagen, dass es jetzt ihre Entscheidung sein wird, wie sie mit mir weiter zu verfahren gedenkt. „Wie du dich auch entscheiden wirst", sage ich zu ihr, der Krankheit, deren wahres Gesicht ein Schleier verhüllt, „ich werde es akzeptieren."

Dann schaue ich noch eine Weile in die Kerzen. Ruhiger, von einer großen Stille erfüllt, schlafe ich ein.

2.3.4
HOFFNUNGSFÄDEN

Als ich am nächsten Morgen aufwache, ist alles gleich geblieben. Es ist die gleiche schwere Müdigkeit, die gleiche Verführung, einfach liegen zu bleiben, der gleiche in seiner Frequenz überdrehte Atem. Es ist, mit einem Wort, die gleiche

Krankheit. Zudem habe ich noch immer keine für mich stimmige und greifbare Erklärung für die Krankheit und die ihr zugrunde liegende Ursache erhalten.

Aber in diesen Tagen begegne ich einem Arzt, ja, genau genommen zunächst nur einer Stimme, die dem, was ich sage, Gehör schenkt. Allein dies ist eine tröstende Überraschung, die ich wie eine über meine Seele streichende Wärme empfinde. Trotz der bisherigen Enttäuschungen vermag ich diesem Arzt Vertrauen entgegenzubringen. Als klammere ich mich an diese neue Chance, bringe ich ihm sogar in überschwänglichem Maß Vertrauen entgegen.

Später, als die Erkenntnis, dass auch er die wirkliche Natur des Krankheits-geschehens nicht erfasst hat, nicht mehr zu umgehen ist, werde ich mir Vorwürfe machen, ihm blind vertraut zu haben. Aber jetzt ist dieses Vertrauen, das wie ein zarter Mond über der dunklen Landschaft der einsamen Erschöpfung aufsteigt, ungemein wichtig, ja, lebenswichtig. Später werde ich mich fragen, ob es Alternativen zu der Form der Behandlung gegeben hätte, die er mir anraten wird. Aber jetzt füge ich mich seinen Anweisungen, die den grau dahinziehenden Tagen eine Struktur und mir die Krücke eines Halts gibt.

Ich akzeptiere, dass regelmäßige Inhalationen sinnvoll sein sollen. Ich achte sorgfältiger auf mein Essen und bemühe mich, eine Routine des Spazierengehens einzuhalten, auch wenn die Erkenntnis der körperlichen Schwäche immer wieder aufs Neue schmerzlich ist. Ich führe erstmals Protokoll über einen Parameter der Lungenfunktion, den sogenannten Peak Flow und erlebe es als eine Wohltat, hin und wieder ein Lob zu erhalten.

Ich verfolge aufmerksam, für Wert befunden und eingehender untersucht zu werden. Ich vertraue darauf, dass sich vielleicht doch eine Antwort auf die Frage nach der Ursache der Krankheit finden lassen wird. Überhaupt erlebe ich es als eine Entlastung, mich selbst weniger aktiv um Hilfe bemühen zu müssen. In diesen ersten drei Monaten des Jahres 1994 werde ich näher an ein Modell der Betreuung herangeführt, wie ich es mir schon lange gewünscht hatte, um in dem tagtäglichen Ringen mit der Krankheit Beistand zu erfahren.

Ich erlebe, wie wichtig es mir geworden ist, in den Symptomen meiner Krankheit ernst genommen zu werden. Ohne es auszusprechen zu vermögen, möchte ich auch in den Verschattungen meiner inneren Wirklichkeit ernst genommen werden, obgleich es scheint, als sei ein solcher Wunsch letztlich unerfüllbar.

2.3.5
BALSAM DES ZUFALLS

Aber nun führt mich der Zufall, der mich so lange vergessen zu haben scheint, einer Atemtherapeutin zu, die sich als eine wahre Künstlerin entpuppt. Ich weiß, dass bezüglich meiner Lunge keine Wunder geschehen werden, obgleich unter der Behandlung der Therapeutin der Atem manchmal für kurze Zeit ruhiger zu werden scheint.

Doch das Wunder, das geschieht, besteht in ihrer Wahrnehmung meiner Wirklichkeit. Hier brauche ich mich nicht anzustrengen, um zu vermitteln, wie es um mich steht. Hier brauche ich mich nicht zu rechtfertigen oder zu schämen, dass ich mich so fühle, wie ich mich fühle. Hier kann ich aussprechen, wie bedrückt, ja, verzweifelt ich oft genug bin, wie sehr ich mich nach einem Ende des schier endlosen kranken Daseins sehne. Hier kann ich sagen, dass ich manchmal nur einschlafen möchte, um nicht wieder aufzuwachen.

Die Atemtherapeutin zweifelt nicht an dieser Wirklichkeit und interpretiert sie nicht hinweg. Sie versucht auch nicht, mich mit einem gekünstelten Optimismus aufzuheitern. Sie spürt die Trauer meines durch die Krankheit seiner Lebendigkeit beraubten Ichs. Sie erspürt mit ihrer Wahrnehmungskunst die Wüstenlandstriche meiner inneren Wirklichkeit.

Dies ist das Wunder, und in diesem Wunder beginnt sich wieder sehr unerwartet eine zarte Blüte von Zuversicht zu öffnen

2.3.6
DER LANGSAMKEITSKÜNSTLER

Nur sehr langsam und zäh zieht die Zeit ihres Weges. Manchmal scheint selbst sie müde und einfach stehenzubleiben.

So vergehen die ersten drei Monate des Jahres 1994 im Abwarten darauf, wie sich die Krankheit entschieden hat. Zwar scheint es, als zeichne sich eine langsame Besserung ab, ohne dass ich dies beweisen könnte. Die Krankheit und ich blicken uns an, als warte jeder auf den nächsten Handgriff des Gegenübers. Erst im März 1994 scheint es mir, als könne ich zumindest die Schlussfolgerung ziehen, dass der Abwärtstrend zum Stillstand gekommen ist. Aber immer noch hält die Erschöpfung an und das sich nicht erschöpfende Bedürfnis zu schlafen.

Erst im Frühsommer 1994 fällt mir auf, wie langsam ich geworden bin. Ein beinahe unschuldig zarter Schleier der Langsamkeit hat sich über meine Existenz gelegt. Ich spreche langsamer als früher. Zwar beginne ich im Mai 1994 erstmals wieder, ein Buch zu lesen. Aber ich kann nur wenig und langsam lesen. Sachte wie Schneeflocken sinkt der Inhalt des Gelesenen ein. Meine Handschrift ist noch zäh und unsicher und weiterhin von Rechtschreibfehlern begleitet. Das Zeichnen habe ich schon längst eingestellt. So langsam wie ich mich in der Außenwelt bewege, ist auch in der Innenwelt die Suche nach den Worten geworden.

Ich könnte mich gar nicht zwingen, schneller zu agieren – es geht nicht. Es wäre auch sinnlos, mich gegen das Diktat der Langsamkeit aufzulehnen. Es würde mich nur noch mehr schmerzen. So beginne ich, die Langsamkeit als eine neue Ordnung zu akzeptieren.

Ich lerne, langsam zu lernen, wie langsam ich lerne.

2.3.7
DER STURZ DES KOCHBUCHS

Selbst einfache Handlungsabläufe erfordern meine ganze Konzentration. Der Umgang mit Unerwartetem fällt mir schwer.

Vor mir liegt ein Kochbuch. Ich habe die richtige Seite aufgeschlagen und mir mehrmals den Text angesehen. Hin und wieder bin ich mit meinem Zeigefinger über Kochanweisungen gefahren, um sie besser zu verstehen. Sehr bedächtig und nicht ohne ängstliche Umsicht bin ich nun mit der Aufgabe beschäftigt, wie ich die geschriebenen Anweisungen in den Prozess der Zubereitung einer Mahlzeit umsetzen kann.

Nacheinander habe ich verschiedene Arbeitsutensilien neben das Kochbuch platziert. Nun liegen ein Holzbrett, eine gelbe Zitronenhälfte und ein Messer vor mir. Ich schütte vorsichtig Reiskörner aus einer Tüte in einen Messzylinder. Wie all diese Objekte vor meinen Augen liegen, ähneln sie mehr der Komposition eines Stilllebens von Paula Modersohn-Becker als dem Zwischenstadium von Kochvorbereitungen.

Ich muss mich daran erinnern, dass ich es nicht bei der Betrachtung dieser Objekte belassen darf, da ich noch längst nicht das Ziel der Verwirklichung des beabsichtigten Kochprogramms erreicht habe – da fällt mir das Kochbuch zu Boden. Für einen Augenblick packt mich die Verzweiflung, dass meine sorgfältig aufgebaute Welt der Kochvorbereitungen plötzlich wie in Scherben zu meinen Füßen liegt.

Ich werde mich bücken müssen, um das Kochbuch aufzuheben, das Kochbuch wieder aufschlagen und wieder genau die richtige Seite des Kochbuchs auffinden müssen, an der meine langsamen Kochvorbereitungen so unerwartet abrupt abgebrochen wurden.

Ich darf nicht verzweifeln. Ich darf mich nicht von Trauer über das verlorene, schnelle, zügige, lebhafte, sprudelnde Selbst überwältigen lassen. Ich darf nicht daran denken, dass meine Gedanken vor dem Ausbruch der Krankheit immer wieder voller Neugierde in das nächste Jahrtausend geflogen sind. Ich darf nur daran denken, dass ich das Kochbuch wieder an der richtigen Stelle aufschlage und an der Stelle mit der Verwirklichung meines Kochplans weiterfahre, wo der Gang der Handlung so schlagartig unterbrochen wurde.

Jetzt habe ich wieder die richtige Stelle im Kochbuch gefunden. Als nächstes werde ich den Reis, ja, den Reis in den Topf schütten und dann den Messzylinder mit Wasser füllen.

Ja, ich erinnere mich, es muss eine bestimmte, exakt bemessene Menge an Wasser sein.

2.3.8

DER FORTSCHREITENDE FORTSCHRITT

Anfang September 1993 war mir die Vorhersage zuteil geworden, innerhalb von ein bis zwei Wochen völlig zu genesen. Es ist nicht die einzige Prophezeiung dieser Art gewesen, die unerfüllt geblieben ist. Noch im Februar 1994 hatten mir zwei Ärzte eine Wiederherstellung meiner Gesundheit innerhalb eines Monats angekündigt. Aber es ist offensichtlich, dass sich die Krankheit nicht allzu viel um Propheten schert. Denn jetzt, im Frühsommer 1994, bin ich noch immer krank. Auch ich selbst bin anfangs immer wieder der Versuchung erlegen, die Macht des Gegners zu unterschätzen. So bin ich immer wieder enttäuscht worden.

Dennoch vollzieht sich langsam ein Umdenken in mir, in Form einer Befreiung von einer allzu rigiden Ausrichtung auf den Gedanken des Fortschritts, da sich das Aufstellen allzu optimistischer Prognosen als sinnlos herausgestellt hat. Daher erscheint es realistischer, sie zu unterlassen und mich zunehmend auf den engeren, bescheideneren zeitlichen Rahmen eines Tages zu konzentrieren als auf die ferne Silberlinie des Fortschritts.

Die Tage vergehen so, wie sie der Panther im Rilkeschen Käfig erlebt haben mochte: monoton, unendlich langsam, eingeengt von den Gitterstäben der Erschöpfung. Aber diese in unermesslich eintönig vorhersehbarer Fantasie- und Abwechslungslosigkeit dahinziehenden Tagesabläufe sind – so wie sie nun einmal beschaffen sind – wirklich.

Fortschritt hingegen ist eine immer wieder von der Wirklichkeit in Frage gestellte Fata Morgana an Möglichkeiten, die sich der Verwirklichung geschickt entziehen, wenn ich ihnen nähergekommen scheine. Nicht nur bleiben die Prophezeiungen unerfüllt. Immer wieder werfen mich unsichtbare Hindernisse zurück. Gehe ich gelegentlich länger spazieren als es meine Toleranzschwelle zulässt, brauche ich Tage, um mich zu erholen. Im Mai 1994 beispielsweise erleide ich einen Schwächeanfall, der mich zwei Wochen nicht außer Haus treten lässt. Meine Atmung scheint sich stundenweise zu bessern, dann gleitet sie in Rückfälle der Verschlechterung zurück.

Mir wird deutlich, dass das Konzept des Fortschritts zu abstrakt, ja, zu illusionär ist, als dass es mir hilfreich zur Seite stehen könnte. In gewisser Hinsicht gereicht es mir sogar zum Nachteil, da es mir die Verpflichtung aufbürdet, auch im Rahmen einer Krankheit in dem Sinn ein fortschrittlicher Mensch zu sein, Fortschritte hinsichtlich der Wiedergewinnung meiner Gesundheit nachweisen zu können. Denn immer, wenn ich eine Fortschrittsetappe verfehle, laufe ich auf dem Hintergrund der Fortschrittsideologie Gefahr, als leistungsschwach, ja, vielleicht willensschwach oder ungehorsam-unkooperativ zu gelten, da ich angeblich nicht den zu erwartenden Einsatz bringe, der mir helfen würde, das Etappenziel zu erreichen.

So lerne ich, ohne den Fortschritt auszukommen. Obwohl mir die Umstellung anfangs nicht leicht fällt, erlebe ich sie letztlich als eine Entlastung. Ich beginne, darauf zu vertrauen, dass, wenn sich tatsächlich ein Fortschritt einstellen würde, dieser mir nicht verborgen bleiben würde. Ein solcher Fortschritt würde dann auf einer wirklichen, von innen gewachsenen Erfahrung beruhen und nicht nur auf einer in imaginärer Ferne liegenden, vor Sehnsucht kaum aushaltbaren Wunschvorstellung.

TEIL 3

AM TOR DES VERSTEHENDEN RAUMS

Darauf erwiderte Don Quijote:

„Werte Dame, Euer Durchlaucht weiß gewiss, dass alles oder fast alles, was mir
widerfährt, vom gewöhnlichen Pfad abweicht, auf dem die fahrenden Ritter zu
wandeln pflegen, sei es durch den unergründlichen Willen der Schicksalsmächte
oder durch die Bosheit eines neidischen Zauberers ... "

Miguel de Cervantes Saavedra, Don Quijote II, 288

3
UNERWARTETE FÜGUNGEN

3.1
EINE UNBEKANNTE DIAGNOSE

Mehr als einen Vorstoß hatte ich bis zum Frühjahr 1994 unternommen, um der Natur meiner Krankheit auf die Spur zu kommen. Ein hartnäckiges Unbehagen war in mir nicht zur Ruhe gekommen, dass keiner der bislang konsultierten Ärzte die korrekte Diagnose für meine Krankheit gestellt hatte. So hatte ich im November 1993 in einem ausführlichen Brief meine eigenen Überlegungen zu Papier gebracht, eine Initiative, die mir bei dem damaligen Lungenarzt keine sonderliche Sympathie eingetragen hatte. Letztlich war ich ergebnislos von Arzt zu Arzt gezogen, ja, von einem Land zum anderen.

Eine Zeit lang hatte ich seit dem Januar 1994 zumindest das Gefühl gehabt, als würde erstmals seitens eines Arztes ein energischerer Versuch unternommen, die Ursache meines Leidens zu ergründen. Ich nahm dies mit Dankbarkeit zur Kenntnis. Erleichternd war es auch, ein Spektrum unerfreulicher und zudem möglicherweise schwer oder nicht behandelbarer Krankheiten ausgeschlossen zu wissen.

Dennoch gewann die bohrende, in meiner Sicht bislang ungelöste Frage eine neue Aktualität, welcher Schluss daraus zu ziehen war, dass ich beispielsweise weder an Tuberkulose noch an Aspergillose litt? Bedeutete, an keiner der 'großen' Krankheiten zu leiden, letztlich doch, an keiner Krankheit zu leiden, da keine sogenannte objektive Krankheitsursache nachzuweisen war? Oder bedeutete dies, dass ich vielleicht doch an einer unbekannten und möglicherweise nicht beweisbaren Krankheit laborierte?

Das in einer der beschriebenen Konsultationen so klar aufgezeigte Dilemma stand wieder vor meinem Bewusstsein. War ich ein wirklich Kranker, obgleich der objektive Beweis für eine wirkliche Krankheit bislang fehlte? War ich ein wirklich Kranker, weil ich an einer bislang noch nicht erkannten, aber letztlich objektiven Krankheit litt? War ich ein wirklich Kranker, weil oder obwohl ich an einer rein subjektiven Krankheit litt? Oder handelte es sich bei mir doch schlicht und einfach um einen eingebildeten Kranken?

Die Beantwortung dieser Frage war für mich von mehr als nur von akademischem Interesse. Sie war essenziell, da erst die korrekte Diagnose Aussagen über den wahrscheinlichen Verlauf und die Prognose einer Krankheit ermöglicht, und im Rahmen bestehender Möglichkeiten erlaubt, einen Behandlungsplan zu entwerfen. Denn erst aufgrund einer korrekten Diagnose erfährt ein Patient, welche Krankheit ihm in der Arena des Zweikampfs mit einer Krankheit gegenübersteht und welche Chancen er sich ausrechnen darf, die Krankheit zu überwinden oder von ihr zu Boden geworfen zu werden. Zudem wird es nicht ohne Folgen für die Selbstachtung des Kranken bleiben, ob er sich im eigenen Gedankenspiegel als einen wirklich kranken oder eingebildeten kranken Menschen sieht. Entsprechend wird auch die Rückspiegelung des Umfelds ausfallen.

Trotz großer Neugierde, eine Antwort auf diese ungelöste Frage zu erhalten, hatte ich mich jedoch damit abgefunden, diese in absehbarer Zeit nicht zu erwarten. Ich war durchaus vertraut damit, dass Antworten auf brennende Fragen nicht immer zur Hand waren, sondern manchmal erst mit großer Verzögerung auftauchten und dann gelegentlich auch völlig unvermutet.

Zumindest war ich zufrieden, meine Virushypothese in meinem Brief an den Lungenfacharzt vom November 1993 zu Papier gebracht zu haben. Auch für den Fall, dass diese Hypothese falsch war, war der entscheidende Gesichtspunkt der, dass sie bislang noch nicht widerlegt war. Zudem beinhaltete diese Hypothese ein potenzielles Beweismittel. Denn wenn es sich tatsächlich um einen bislang noch unbekannten Virus handelte, der sich meiner bemächtigt hatte, so war davon auszugehen, dass dieser Erreger seinen 'Fingerabdruck' an den sogenannten Antikörpern hinterlassen würde. Somit würde sich wohl auch in Zukunft beweisen lassen, dass ein Virus mir einmal eine 'Visite' abgestattet hatte. Auch als einem eingebildeten Kranken würde mir dann die Chance einer späten, gegebenenfalls posthumen Rehabilitierung zuteil.

So finde ich mich in einer für neue Sichtweisen eher abwartenden, wenn nicht gleichgültigen Gemütsverfassung, als mir im April 1994 eine medizinische Laiin aus Übersee im Rahmen eines Telefonats zu verstehen gibt, dass ich ihrer Auffassung nach an einer mir bis dahin unbekannten Krankheit litte – dem sogenannten Chronic Fatigue Syndrome (CFS).

Meine Gesprächspartnerin, die mit den nordamerikanischen Verhältnissen sehr viel besser vertraut ist als ich, weiß, dass diese in Deutschland unter dem Begriff des Chronischen Erschöpfungssyndroms erst Jahre später bekannt gewordene Krankheit in Nordamerika erhebliches Interesse in der Öffentlichkeit erweckt hat. Sie erläutert einzelne Symptome dieser Krankheit. So einfach und logisch ihr Gedankengang auch ist – denn nach ihrer Auffassung fügen sich die einzelnen, von mir geschilderten Symptome, und vor allem die im Mittelpunkt stehende extreme Erschöpfung, wie Mosaiksteine zu dem Gesamtbild des sogenannten Chronischen Erschöpfungssyndroms –, so begreife ich die Essenz ihrer Argumentation dennoch nicht.

So bestechend überzeugend die Darlegung der medizinischen Laiin auch sein mag, scheint sie dennoch an meinem Begriffsvermögen abzuprallen. Gewiss spielt die Müdigkeit in meinem Nichtbegreifen eine Rolle. Aber es ist auch die im Lauf der Zeit sich verhärtende Kruste an Enttäuschungen, die sich aus Sorge, letztlich doch wieder von einer trügerischen Hoffnung eingeholt zu werden, gegen das Durchsickern dieser neuen Erkenntnis sträubt.

3.2
EINE ENTDECKUNG

Das Fehlen eines medizinischen Hintergrunds scheint meine Gesprächs-partnerin weder zu stören noch davon abzuhalten, von ihrer Intelligenz Gebrauch zu machen. Vor allem realisiert sie sehr viel schneller als ich, dass sich die Räder meiner müden Gedankenmühle viel zu langsam drehen, als dass weitere Argumente von mir wahrgenommen werden würden. Elegant geht sie zu der

Strategie über, Zurückhaltung zu üben und mich zunächst nicht mehr mit neuem Wissen zu konfrontieren.

Zwei Wochen später lässt sie mir, natürlich nebenbei und ohne jeglichen Eifer – denn welcher kranke Mensch möchte allzu leichtfertig zu einer neuen Sicht der Dinge bewegt werden, die Hoffnungen aufkommen lässt, die dann doch wieder verblühen – einen Lockvogel in Form zweier wissenschaftlicher Publikationen zukommen, die ich zwar in Empfang nehme und überfliege, um ihnen danach die gleiche Behandlung angedeihen zu lassen wie dem Schulatlas im Sommer zuvor. Ich lege die Publikationen wieder aus der Hand und übergebe sie der Gleichgültigkeit. Meine Gesprächspartnerin fragt noch einmal nach, was ich von der Lektüre halte. Aber es kann ihr nicht verborgen bleiben, dass ich den Publikationen keine ernsthafte Aufmerksamkeit geschenkt habe.

Mitte Mai 1994 lege ich die Sonderdrucke eines Tages auf den Tisch, um sie mir näher anzusehen. Kaum habe ich die Zusammenfassung durchgelesen, durchfährt mich die blitzartige Erkenntnis, dass ich die gesamte Serie aufgelisteter Symptome an eigenem Leib und eigener Seele erlebt habe. Welche Vielfalt an Symptomen ist hier aufgereiht! Eine unbeherrschbare Erschöpfung, auffallende Schlafstörungen, körperliche Schwäche und gravierende Rückfälle, die selbst durch leichte Anstrengungen ausgelöst werden. Ich lese von Atembeschwerden als Begleiterscheinung sowie von einer Reihe anderer Symptome, Beschwerden und Unpässlichkeiten; von einer massiven Beeinträchtigung der intellektuellen Leistungsfähigkeit und von depressiven Verstimmungen.

Das Gesamtbild dieser Erkrankung sticht mir wie eine späte Bestätigung der düsteren Vision des Aprils 1993 ins Auge. Es ist von einer gravierenden, chronischen und existenziell bedrohlichen Erkrankung die Rede. Selbstmord im Rahmen dieser Erkrankung, die aufgrund der unbeherrschbaren chronischen Erschöpfung den Namen Chronic Fatigue Syndrome trägt, sind bekannt, vor allem bei jungen Menschen. Auch Kinder zählen zu den Opfern des Chronic Fatigue Syndrome.

Erst jetzt begreife ich, was mir die kluge medizinische Laiin zu vermitteln versuchte. Alle von mir erlebten diversen Beschwerden und einzelnen Symptome sind zweifellos real, haben jedoch bislang anscheinend bezuglos im Raum des

Erlebens gestanden, da ich sie nicht in einem tieferen Zusammenhang habe sehen und in diesen bringen können. Der Prozess des In-einen-Zusammenhang-Setzens und Begreifens aller Beschwerden und Symptome ist es, der sich jetzt vor meinem inneren Blickfeld vollzieht, als würden sich willkürlich im Raum verteilte Mosaiksteine schlagartig zu einem Gesamtbild fügen, so dass sich aus dem lang anhaltenden Puzzle des Nicht-Begreifen-Könnens ein innerer Zusammenhang des Verstehens formt. Die Diagnose des Chronic Fatigue Syndrome ist somit mehr als nur eine Bezeichnung. Es ist der Begriff, der die vielen und verwirrenden Mosaiksteine des Krankheitsgeschehens in die Ordnung eines inneren Zusammenhangs bringt.

So intensiv ist das Erlebens dieses Begreifens, dass ich mich wieder einmal an Johannes Keplers ergreifenden Erkenntnisprozess erinnert fühle, als es ihm gelang, in der großen Fülle von Beobachtungsdaten über Planetenpositionen einfache, ihnen zugrunde liegende, tiefere mathematische Gesetze der Planetenbewegung zu entdecken. In der Tat charakterisiert der Begriff der Entdeckung das Wesen dessen, was ich jetzt erlebe, am Treffendsten. Wobei sich das, was ich mit dem Begriff Entdeckung umschreibe, nicht auf die Entdeckung des Chronic Fatigue Syndrome an sich bezieht, sondern auf das plötzliche Erkennen des Zusammenhangs zwischen einem Pandämonium von mir erlebter Einzelsymptome und Beschwerden und der diagnostischen Begrifflichkeit des Chronic Fatigue Syndrome.

Diese Erkenntnis stellt einen Durchbruch dar, da es mir zum ersten Mal möglich ist, die Umrisse, ja, das 'Gesicht' der Krankheit erkennen, die mich in ihrem Bann hält, und zu wissen, dass ich kein eingebildeter, sondern ein wirklich Kranker bin, dessen Krankheitswirklichkeit von dem Chronic Fatigue Syndrome beherrscht ist.

3.3

EINE ANALYSE

Der Brückenschlag eines Zusammenhangs zwischen einer Diagnose im Sinn eines Krankheitsbegriffs und einem verwirrend breiten Spektrum an Symptomen und Beschwerden zieht spürbare Konsequenzen nach sich. Es ist der Beweis für meine Einschätzung, nicht an einer eingebildeten, sondern an einer wirklichen Krankheit zu leiden. Dies würde zu einer Aufwertung meines Status als eines an einer spezifischen Krankheit leidenden Menschen gegenüber meinem Umfeld führen und mich auch in versicherungsrechtlicher Hinsicht legitimieren.

Gewiss fühle ich mich auch weiterhin von dem Reich – oder vielleicht zutreffender gesagt, dem Herrschaftsgebiet – der Gesunden getrennt. Aber ich bin nun mit meiner Krankheit, die sich bislang so geschickt einem wirklichen Erfassen entzogen hat, nicht mehr allein, sondern beginne, mich mit all jenen als solidarisch zu empfinden, die das gleiche Krankheitsbild und -leid mit mir teilen. Das Chronic Fatigue Syndrome, das Chronische Erschöpfungssyndrom, wird zum Symbol der Zugehörigkeit zu einem Kollektiv von Schicksalsgenossen, die das Sandmännchen schon längst verwünscht haben mögen, aber dennoch den Anspruch erheben, am und im Leben zu bleiben.

Die klare Zuordnung zwischen einem diagnostischen Begriff und einem Fächer an Beschwerden und Symptomen beinhaltet eine weitere, wichtige Konsequenz. Sie bietet erstmals eine Denkstruktur, in der ich das Verwirrspiel des bisherigen Krankheitswegs einer differenzierteren Analyse zu unterziehen vermag. Empfand ich diesen Weg bislang so, als sei ich monatelang wie ein lebloser Körper im Strom der Zeit dahingetrieben oder – so fühlte es sich oftmals an – wie in einen toten Arm der Zeitlosigkeit verbannt, so regt die Erkenntnis der Diagnose die tiefere Betrachtung dessen an, was geschehen, ja, fehl-geschehen ist.

Auch der Umstand, dass mir die Diagnose des Chronic Fatigue Syndrome nicht von einem Arzt oder einer Ärztin, sondern quasi per Zufall von einer medizinisch nicht ausgebildeten Gesprächspartnerin zugespielt worden ist, erweist sich als ein lebhafter Denkanstoß, der einmal mehr vor Augen führt, dass Denkanstöße auch von medizinischen Laien initiiert werden können.

In diesem neu gewonnenen Gefühl der Zusammengehörigkeit aller meiner Beschwerden und Symptome unter dem Dach der Diagnose des Chronischen Erschöpfungssyndroms gewinnt mein Ich-Profil an Wirklichkeit und innerer Klarheit. Dass die durch die Krankheit gestaltete Wirklichkeit so ist, wie sie ist, und dass sie im wahrsten Sinn des Wortes ver-rückt ist, ändert nichts an der Gültigkeit und der Relevanz ihrer Wirklichkeit. Denn auch die gesunde, von der Krankheit verschonte Wirklichkeit, wie ich sie vor der Krankheit erlebt habe, ist keine Einbildung gewesen.

Da es sich bei dem Chronischen Erschöpfungssyndrom um eine wirkliche Erkrankung handelt, ist es ein Gebot der Logik, die von dieser Krankheit eingeschleppte innere Wirklichkeit als eine solche anzunehmen, auch wenn es sich um eine ver-rückte, d.h. verschobene und veränderte Wirklichkeit handelt. Auch die von Albert Camus in seinem berühmten Werk *Die Pest* so meisterhaft beschriebene und von der Seuche gezeichnete Stadt war selbst nach ihrer Heimsuchung durch die Pest wirklich geblieben. Gewiss ist die Wahrnehmung der inneren Landschaft, über die die plündernde Soldateska einer Krankheit hinwegzieht, zu Tränen schmerzlich. Aber sie ist wirklich, wie auch Kriege und furchtbare Verfolgungen der äußeren Welt es sind, so von Wahnsinn entstellt und gezeichnet sie auch sein mögen.

Somit ist die Diagnose des Chronischen Erschöpfungssyndroms für mich, auch wenn ihr noch der Stempel ärztlicher Legitimierung fehlt, weit mehr als ein akademischer Akt. Sie ist der imaginäre Turm in der Innenlandschaft, von dessen Höhe aus ich in den Himmel rufen kann: „Ich und diese Krankheit sind wirklich und, wie auch immer diese Krankheitswirklichkeit beschaffen sein mag, so ist sie." Von diesem gedanklichen Turm aus vermag ich den bislang zurückgelegten Weg zu übersehen und über ihn zu reflektieren.

Schon allein die Anzahl der bislang konsultierten Ärzte lässt es für unwahrscheinlich erscheinen, dass nicht zumindest eine der formulierten Diagnosen korrekt gewesen wäre. Dass dem subjektiven Gefühl der Unstimmigkeit, des Unbehagens und des Zweifels eines Kranken das gleiche Gewicht, ja, noch mehr Aussagekraft als medizinischen Diagnosen gegeben werden sollte, ist nach herrschender Auffassung jedoch nicht zu erwarten.

Unterziehe ich jedoch das Zustandekommen der einzelnen Diagnosen einer differenzierten Betrachtung sowie die Frage, auf welchen Prämissen sie beruhten, so ergibt sich ein beunruhigendes Bild. Denn nehme ich den Ablauf jeder der einzelnen Konsultationen unter die Lupe, so lässt sich sagen, dass keine einzelne Diagnose alle methodischen Elemente der klassischen Medizin enthielt. Bestenfalls waren diese Elemente in fragmentarischer Form vorhanden gewesen. Selbst als ich schon Monate, ja, mehr als ein Jahr krank gewesen war, war kein Besinnen auf die traditionelle Handwerkskunst der Medizin erfolgt. Wenn ich von den methodischen Elementen spreche, so beziehe ich mich auf die sorgfältige, detaillierte Erhebung der Anamnese, die gezielte Beobachtung von Symptomen, das Nachfragen von Beschwerden, die ausführliche körperliche Untersuchung und die Durchführung systematischer Labortests.

Gleichermaßen auffallend war das Fehlen des durchdachten Umgangs mit diesem Handwerkszeug. Denn es zeigte sich die Tendenz, eine einmal gefällte Anfangshypothese zügig in den Stand einer Wahrheit zu erheben, die keiner Revision mehr bedurfte. Nicht nur einmal, sondern mehrmals geschah es, dass beispielsweise eine aufgrund einer Anfangshypothese abgeleitete, aber sich nicht bewahrheitende Prognose nicht dazu führte, die Stichhaltigkeit dieser Anfangshypothese zu hinterfragen, um den diagnostischen Suchprozess mit neuem Elan, neuen Fragen, neuen Überlegungen und frischer intellektueller Energie voranzutreiben.

Ich hätte es durchaus nicht als einen Fehler, sondern als ein Indiz für einen wachen Geist empfunden, hätte mir ein Arzt zu verstehen gegeben, dass sich sein erster Eindruck nicht bestätigt habe und dass weiterführende Überlegungen notwendig seien. Die Hartnäckigkeit des Festhaltens an einer einmal erreichten Auffassung, auch wenn die Evidenz in andere Richtungen wies, war jedoch mehr als nur eine Nebensächlichkeit. Wer nicht zur Kenntnis nehmen wollte, dass es mir trotz günstiger Vorhersagen nicht besser ging, war offensichtlich auch nicht bereit, mich und die wahre Krankheit, die sich meiner bemächtigt hatte, sehen zu wollen.

Es ist diese Blindheit dem Kranken gegenüber, die ihm wie ein kaltes Herz entgegenschlägt. Hier sieht er sich nicht nur unverstanden und um die Gabe des

Wahrgenommenwerdens gebracht, sondern hier wird seine Seele und sein Körper auf dem Altar der Aufrechterhaltung eines Unfehlbarkeitsmythos geopfert. Hier flattert der medizinische Geist in die Höhen von Macht und Sphären von Mythos und wirkt für den Kranken doch nur, je höher er steigt, umso mehr wie ein bedrohlich über ihm kreisender Geier. Diese Blindheit ist, wie es dem kranken Arzt widerfuhr, dessen Schicksal in Kapitel 1.4. *Hartnäckigkeit* beschrieben wird, eine Gefahr für den Kranken, der den Schatten des Todes in seiner Nähe spürt.

So wird mir jetzt bewusst, dass meine Beunruhigung Anfang September 1993 keine Einbildung gewesen ist. Die Gefahr für mein Leben, die der vor mir sitzende Herr im grauen Anzug so nachdrücklich von mir abwenden wollte, ging jedoch weniger von Attacken nächtlicher Atemnot aus. Sie lag in der Blindheit dessen, der sie abzuwenden vermeinte, selbst begründet. Denn jeder Unfehlbarkeitsmythos und jede Vermischung von Macht, Mythos und Medizin sind gefährlich, da sie den Blick für die großen Schachfiguren von Krankheit und Tod blenden.

Die Blindheit zeigt sich darin, dass mir das zentrale Symptom, die Erschöpfung, förmlich aus der Seele geschnitten wurde, um die Atembeschwerden in das Prokrustesbett einer einmal gefällten Diagnose zwingen zu können. Somit fußt der Erkenntnisprozess, der zu dem Dachfirst einer Diagnose hätte führen sollen, weniger auf einer sorgsamen Wahrnehmung all der Bausteine, die die Wirklichkeit der Krankheit ausmachen, sondern auf einem Überstülpen vorschnell gefasster und empathieleerer Eindrücke.

Die Entdeckung der Diagnose des Chronischen Erschöpfungssyndroms lässt mich bewusst werden, wie sehr das Überstülpen oder die Projektion, d.h. das 'Ausschleudern' innerer Vorstellungen auf die äußere Wirklichkeit nicht auf die Psychotherapie beschränkt ist. Sie ist ein stets präsenter Begleiter in der gesamten, auch körperlich ausgerichteten Medizin, ja, in so vielen Lebenslagen.

Erst der Erkenntnisschritt in die Diagnose des Chronischen Erschöpfungssyndroms spiegelt die zentrale Rolle der Erschöpfung in meinem Erleben wider und erlöst mich aus der Rolle des eingebildeten Kranken. Zwar wäre die Hypothese der Einbildung grundsätzlich eine legitime Hypothese gewesen. Aber sie hätte des Beweises bedurft. Der Unterschied zu dem realen Sherlock Holmes besteht darin, dass dieser sich sehr genau des feinen, aber entscheidenden

Unterschieds zwischen Hypothese und Beweis im Sinn einer Diagnose bewusst war, was ihm aufgrund seiner herausragenden Beobachtungsfähigkeit und einer großen kombinatorisch-denkerischen Begabung möglich war.

Offensichtlich scherte sich die Krankheit weniger um die Anzahl von konsultierten Medici als darum, wer von ihnen fähig war, ihr Versteckspiel zu durchschauen. Mit viel Geschick verbarg sich die Krankheit auch hinter einer anderen Form von Blindheit, nämlich dem gedankenlosen Überlassen des Denkens an die Technologie. Das Hinzuziehen und Durchführen apparativer Untersuchungen ist ohne Zweifel notwendig und segensreich, sofern sie durchdacht sind. Technologische Instrumentarien haben in der Geschichte der Medizin immer eine Rolle gespielt und werden es auch in Zukunft tun. Ein Lungenfunktionstest kann jedoch nicht in jedem Fall eine definitive Diagnose fällen. So nahe der Verdacht auch liegen mag, dass es sich um ein klassisches Asthma handelt, so wird der Sprung vom Verdacht in die Gewissheit dann missglücken, wenn sich die Krankheit hinter der Maske des klassischen Asthmas versteckt, ohne jedoch Asthma zu sein.

So wird eine Krankheit, die sich chamäleonartig verstellt, nur bei genauer, scharfsinniger Betrachtung in ihrer wahren Natur erkannt werden können, und so kann ein Lungenfunktionstest geradezu zum Übersehen des Gesamtbilds einer Krankheit verleiten, wenn er nur zur Untersuchung dieses Organs eingesetzt wird, ohne zu bedenken, dass die Krankheit auch auf anderen Körperschauplätzen ihr Unwesen treiben könnte.

Ziehe ich die Konsequenzen aus der neu gefundenen Diagnose des Chronischen Erschöpfungssyndroms, so sind sie denkwürdig. Die Diagnose bringt ein Mosaik verwirrender Symptome in einen verstehbaren Zusammenhang und Ordnungsrahmen. Sie gibt mir eine Denkstruktur in die Hand, mithilfe derer ich die zurückliegende Entwicklung erstmals einer detaillierteren Analyse zu unterziehen vermag. Zudem erfährt die Empfindung meiner Krankheitswirklichkeit spürbaren Auftrieb durch diese Diagnose.

So unwahrscheinlich das lange Übersehen einer Krankheit durch eine Serie von Ärzten bei oberflächlicher Betrachtung auch scheint, so hat sich doch erwiesen, dass ein solches Übersehen denkbar und möglich ist. Aber warum hat dies niemand außer einer Frau durchschaut, die noch nicht einmal Medizin studiert hatte?

3.4
EINE SCHLUSSFOLGERUNG

Immer noch gehen meine Überlegungen davon aus, meine Krankheit sei den behandelnden Ärzten zwar bekannt gewesen, aber die Krankheit sei bei mir deshalb nicht früher erkannt worden, da nicht an sie gedacht worden ist. Erst die Tatsache, dass eine medizinische Laiin meine Krankheit aufgrund einer Beschreibung von Symptomen im Rahmen eines Telefonats erfasst, bringt mich auf den Gedanken, dass ein grundsätzlicheres Problem vorliegt. Nämlich dass die Krankheit deshalb nicht erkannt wird, weil sie dem nahezu einem Dutzend behandelnder Ärzte, ebenso wie mir selbst, unbekannt ist, im Unterschied zu einer Nicht-Medizinerin, die die Krankheit zu erkennen in der Lage ist, weil ihr die Krankheit bekannt ist. Zudem hat vermutlich auch keiner der behandelnden Ärzte die Möglichkeit in Betracht gezogen, im Rahmen seiner praktischen Tätigkeit jemals einem Patienten zu begegnen, der an einer Krankheit leidet, die nicht nur dem behandelnden Arzt unbekannt ist, sondern auch einem ganzen Kollektiv an Ärzten, und die daher noch keinen Eingang in die medizinische Lehre und deren Verbreitung gefunden hat.

Somit sprechen die Indizien dafür, dass eine unbekannte Krankheit in dem von mir erlebten Behandlungs- und Denkrahmen keinen Raum zu haben scheint. Andernfalls wäre mir zu verstehen gegeben worden, dass ich zweifellos an einer Krankheit litt, aber diese sich durch Merkmale auszeichnete, die bislang noch nicht in ein bekanntes diagnostisches Raster eingeordnet werden konnten. Anstatt die Krankheit in das Schema allseits bekannter Krankheiten zu zwängen, wäre dann die Existenzberechtigung der Krankheit und ihrer Wirklichkeit anerkannt worden, da das Vorliegen einer Palette von Krankheitssymptomen ein ausreichendes, für eine Erkrankung sprechendes Kriterium dargestellt hätte, auch wenn deren objektive Ursache noch im Dunkeln lag.

Ich bin somit auf meiner Krankenreise an jenen magischen erkenntnistheoretischen Punkt gelangt, der besagt, dass sich in der Medizin nur das diagnostisch einordnen lässt, was bekannt ist. Dass ich letztlich an diesem Punkt nicht zu einem lähmenden Stillstand verurteilt werde, habe ich trotz der Fülle erlebter Widrigkeiten dem glücklichen Zufall zu verdanken, dass mir aufgrund der Wachheit einer medizinischen Laiin die korrekte Diagnose zugespielt wird.

So entscheidend das Entdecken der Diagnose des Chronischen Erschöpfungssyndroms auch ist, so ernüchternd sind dennoch die praktischen Konsequenzen. Denn wenn das Problem, die Krankheit zu diagnostizieren, auf ihrem fehlenden Bekanntheitsgrad beruht, bleibt wenig Spielraum für Optimismus, da ich auch in Zukunft aller Wahrscheinlichkeit nach nicht nur von dem Nichterkennen und damit der Nichtanerkennung meiner Krankheit würde ausgehen müssen, sondern auch davon, dass die Krankheit auch weiterhin in das Prokrustesbett anderer, weil bekannter Krankheitsformen, hineingezwängt werden würde, anstatt trotz ihrer weit verbreiteten Unbekanntheit für wirklich wahrgenommen und mit differenzierter Aufmerksamkeit bedacht zu werden.

Die Begegnung mit Ärzten würde somit auch weiterhin dem Hoffen auf das Beste überlassen bleiben, obgleich diese Strategie seit über einem Jahr keine fruchtbringenden Ergebnisse gezeitigt hat. Ist mir daran gelegen, die Wahrscheinlichkeit zu erhöhen, ärztlicherseits in meiner Krankheit erkannt zu werden, so scheint es ratsam, wenn nicht notwendig, meine Strategie zu ändern. Dieser neue gedankliche Ansatz sollte alsbald eine Reihe von neuen Gesichtspunkten in das Blickfeld schieben.

Mir wird bewusst, dass ich trotz meiner wachsenden Skepsis gegenüber bisherigen ärztlichen Auffassungen ein zu sanftmütiges Verhalten an den Tag gelegt habe. Auch wenn ich meine Meinung artikulierte, war dies offensichtlich nicht mit dem notwendigen Nachdruck geschehen. Dies führt mich auf die Spur zu dem tiefer liegenden, auf einem antiquierten Modell beruhenden Problem, das mein Verhalten steuert. Letztlich habe ich mich in dem Rahmen eines Arzt-Patienten-Beziehungsmodells bewegt, dessen Spielregeln dadurch bestimmt sind, dass ausschließlich die behandelnden Ärzte in einem mir fremden Fachgebiet am besten wissen, was für mich das Zuträglichste sei.

Zwecks des Erreichens des Ziels der Gesundung bin ich somit, und dies ist der springende Punkt, den Anweisungen und damit letztlich der Macht eines Arztes verpflichtet. Solange ich diese Spielregeln einhalte, hat ein Arzt freie Handhabe, mich zu behandeln, und dies beinhaltet eben seine Definition, ja, sein Diktat meiner Krankheit, sein Verständnis der durch diese Krankheit geschaffenen Verwerfungen meiner Wirklichkeit und seine Vorstellung von der zur Überwindung dieser Krankheit notwendigen Strategie.

Vertritt ein Arzt somit die Auffassung, dass ich nur an einer sich auf die Lunge eingrenzenden Erkrankung leide, dann ist dies so. Vertritt ein Arzt die Auffassung, meine Erschöpfung sei ein Resultat meiner Einbildung, dann ist dies so. Solche Auffassungen sind, da sie einem Denksystem entspringen, dass auf der impliziten, von beiden Seiten akzeptierten Anerkennung ärztlicher Autorität beruht, ohne Fragen, Widerrede oder gar Herausforderung hin- und anzunehmen.

Meine Analyse manövriert mich in ein Fahrwasser, in dem das Prinzip der Exploration einer ungewöhnlichen Erkrankung Gefahr läuft, an dem Gerüst eines autoritär verzerrten Arzt-Patienten-Modells Schiffbruch zu erleiden. Denn in diesem Modell kommt der Aufrechterhaltung ärztlicher Macht eine höhere Priorität zu als der forschenden, ja, wissenschaftlich inspirierten Suche nach der Ursache einer Krankheit.

Es dauert nicht allzu lange, bis mir deutlich wird, dass es für mich an der Zeit ist, mich von diesem Modell zu trennen. Hier ist mir die Erfahrung im Umgang mit Menschen nichtärztlicher Berufsgruppen hilfreich, mit denen ich im Lauf der Jahre Kontakt gehabt habe. Denn in den Fällen, in denen ich jeweils um Rat oder Beistand ersuchte, war es in der Regel so gewesen, dass nicht ich ihnen zu Diensten stand, sondern sie sich jeweils trotz ihrer jeweiligen beruflichen Kompetenzen mir zu Diensten verpflichtet fühlten, da letztlich ich der Auftraggeber war. In voller Anerkennung ihrer Fachkompetenz meinerseits hatten sie sich mir zur Verfügung gestellt, und zwar unter Anerkennung meiner Mündigkeit und ohne Anflug von Servilität. Das weitgehende Fehlen eines solchen Auftraggebermodells ist das für mich entscheidende Defizit des autoritären Arzt-Patienten-Modells, wie ich es erfahren habe, in dem der als Maßstab zugrunde gelegte Kodex von mir als dem Patienten eine Unterordnung unter das ärztliche Diktum erwartet. Fordere ich diesen Kodex, und hiermit implizit die medizinische Autorität, heraus, wie beispielsweise in dem im November 1993 verfassten Brief an den Lungenfacharzt, wird meine Sicht der Problematik als weniger wichtig angesehen oder gar völlig übersehen. Diesen Kodex gilt es nun zu ändern oder zu umgehen, will ich die Chance eines Durchbruchs wahrnehmen.

Es ist Juni 1994 geworden und ich bin nunmehr entschlossen, jeden Arzt, der nicht von sich aus bereit ist, seine Aufgabe auf der Grundlage wahrzunehmen, mir zu Diensten zu stehen, herauszufordern, ja, gegebenenfalls die Konsultation abzubrechen und die Räumlichkeiten zu verlassen. Mein emanzipatorisches Selbstbewusstsein ist inzwischen so gestärkt, dass ich der Zurückgewinnung meiner Gesundheit einen höheren Stellenwert zuordne als der Aufrechterhaltung eines überholten, letztlich in einer autoritären Denkwelt steckengebliebenen Arzt-Patienten-Modells. Dieser Umschwung im Denken ist befreiend, weil er mir eine Rückversicherung gegen die Gefahr in die Hand gibt, noch einmal in den Sog eines solchen Modells zu geraten.

Wenn der entscheidende Aspekt für den diagnostischen Misserfolg des zurückliegenden Jahres der gewesen ist, dass die von mir konsultierten Ärzte mit meinem Krankheitsbild tatsächlich nicht vertraut sind, dann muss ich auch in diesem Punkt meine Strategie ändern. Natürlich würde ich auch weiterhin versuchen können, einen Arzt davon zu überzeugen, dass ich an dieser Krankheit, nämlich dem Chronischen Erschöpfungssyndrom, und nicht an einer anderen Krankheit leide. Aber ich habe schon einmal über mehrere Monate einen Lungenfacharzt erfolglos auf den Umstand aufmerksam zu machen versucht, dass mich eine unerklärliche, nicht zu beherrschende Erschöpfung plagt.

Das hieraus zu ziehende Fazit ist einfach. Ich würde von nun an einen Arzt auswählen, dessen professionelle Haltung auf der Grundlage der klassischen Kriterien der Medizin beruht. Ich würde die Erwartung haben dürfen, dass ein Arzt, dem ich mich anvertraue, der Darstellung meines Krankheitszustands Glauben schenken würde. Würde mir auch in Zukunft ein Arzt zu unterstellen versuchen, an Einbildungen zu leiden, obwohl ich diese Hypothese für falsch halte, so würde ich erwarten, dass er Sorge dafür trägt, für die von ihm geäußerte

Hypothese die Beweise zu erbringen. Natürlich würde ich Wert darauf legen, dass ein mich behandelnder Arzt sein Handwerkszeug beherrscht, um mit dessen Hilfe und der dafür notwendigen Denkvorgänge mein Krankheitsbild zu erfassen. Die bislang 'inoffiziell', da privat gestellte Diagnose gibt mir noch eine wichtige Suchhilfe in die Hand, die es ermöglichen würde, die Erfolgschancen zukünftiger Konsultationen zu erhöhen. Wenn ich tatsächlich am Chronischen Erschöpfungssyndrom litt, müsste es aufgrund der Information meiner Gesprächspartnerin Ärzte geben, die mit diesem Krankheitsbild vertraut sind. Solchermaßen beschlagene Ärzte würden dann von sich aus, und zwar allein aufgrund ihres Wissens um das Krankheitsbild des Chronischen Erschöpfungssyndroms, und ohne meinerseits eine Überzeugungsarbeit leisten zu müssen, in der Lage sein, meine Krankheit zu diagnostizieren. Da ich in Erfahrung gebracht hatte, dass es in den USA und Kanada Listen von mit dem Chronischen Erschöpfungssyndrom vertraute Ärzte gab, war es nur eine Frage der Zeit, bis ich auch in Deutschland oder England einen Arzt ausfindig machen würde, dem das Chronische Erschöpfungssyndrom bekannt war.

Anlass zur Entwarnung besteht bezüglich meiner Gesamtsituation nicht. Zwar haben sich bis Juni 1994 die Symptome im Vergleich zur Jahreswende 1993/94 leicht gebessert. Arbeitsfähig bin ich jedoch ebensowenig wie erwerbsfähig. Als Positivum ist zu vermerken, dass sich trotz der bisherigen Missgeschicke eine neue Strategie herauskristallisiert hat. So belastend die Gesamtlage bleibt, so keimen dennoch die ersten Samen des Durchbruchs.

Im Dezember 1993 hatte ich angesichts der Verschlechterung meines Gesundheitszustands und meiner Enttäuschung über die Behandlung London verlassen und war nach Deutschland gereist. Aber dann hatten sich auch in Deutschland die Hoffnungen letztlich nicht erfüllt. Es ist wenig mehr als eine gefühlsmäßige Entscheidung, die mich zu dem Entschluss veranlasst, wieder nach London zurückzukehren, um dort nochmals mein Glück zu versuchen.

3.5

EIN RÜHRENDES ANGEBOT

Fest habe ich mir vorgenommen, aufzustehen und mich zu verabschieden, sollte der Arzt, dem ich im Juni 1994 in London gegenübersitze, und der mir empfohlen worden war, Anzeichen von sich geben, meiner Darstellung des bisherigen Krankheitsgeschehens keinen Glauben zu schenken. Vorsichtshalber habe ich Dokumente mitgebracht, die zumindest einige Fakten beweisen. Im übrigen habe ich mich bemüht, mich auf die wesentlichen Gesichtspunkte meiner fünfzehnmonatigen 'Mini-Odyssee' zu beschränken, da eine zu ausführliche Schilderung ihn, den Arzt, langweilen könnte. Ruhig hört der Arzt meinem Bericht zu. Manchmal sieht er mich an. Dann wieder macht er sich kurze Notizen. Er unterbricht mich nicht. Erst, als ich meinen Bericht beendet habe, spricht er.

Es sei vollkommen einsichtig, sagt er nun, dass ich an einer vermutlich virusbedingten chronischen Erschöpfung litte. Aufgrund meiner momentanen Befindlichkeit sei wohl erst in absehbarer Zeit, hoffentlich im Herbst 1994, mit der Wiederaufnahme meiner Tätigkeit zu rechnen. Es sei evident, dass die Krankheit schon im Frühjahr 1993 begonnen habe.

Es ist schwer zu fassen. Den Entschluss aufzustehen, wenn auch dieser Arzt mir nicht glaubt, habe ich mir noch zu Anfang der Konsultation eingeschärft. Aber jetzt glaubt mir dieser Arzt alles. Ich sitze auf meinem Stuhl und kann es immer noch nicht begreifen.

Seine Worte „I shall support you", „Ich werde Sie unterstützen", klingen wie eine Botschaft aus einer Welt ferner Sehnsucht. Immer wieder zieht dieses „I shall support you" wie ein Echo durch meinen Kopf. Es fühlt sich an wie warme Hände; wie ein Hauch von Atem; wie das Licht tröstender Kerzen. Ich verspüre eine schmerzliche Trauer. Dann regt sich ein neues Bewusstsein, nicht mehr allein meiner Krankheit gegenüberzustehen. „I shall support you" bedeutet, einen Verbündeten gefunden zu haben und nicht mehr allein kämpfen zu müssen.

Zwei Tage später erhalte ich seinen Bericht. Alles Notwendige ist in zwei Sätzen dargestellt, einschließlich der Diagnose einer virusbedingten Erschöpfung. Ich lese den Bericht und weiß, dass der lange Weg, den richtigen Arzt zu finden, nicht umsonst gewesen ist. Da noch einige Aspekte einer näheren Abklärung bedürfen, überweist mich der Allgemeinarzt noch an zwei Spezialisten, und zwar an einen Lungenfacharzt und an einen Psychiater, der auf dem Gebiet des Chronischen Erschöpfungssyndroms in besonderem Maß bewandert ist.

Sie beide werde ich in den kommenden Wochen aufsuchen.

3.6
EIN FACHARZT DER LUNGENHEILKUNDE

Gäbe es eine Allergie gegen Lungenfachärzte, so hätte ich sie inzwischen erworben. Ein Bekannter beruhigt mich jedoch, dass der Lungenfacharzt, den ich in Kürze aufsuchen würde, all right, d.h. in Ordnung sei. Litte mein Bekannter selbst an einem Lungenleiden, so gibt er mir zu verstehen, würde er diesen und keinen anderen Lungenfacharzt aufsuchen.

Trotz dieses positiven Hinweises halte ich mich an meinen Vorsatz, dem Lungenfacharzt keine Vorschusslorbeeren zukommen zu lassen. Würde er meiner Krankengeschichte keinen Glauben schenken, würde ich aufstehen und gehen. Auch von ihm würde ich in Anlehnung an mein neues Modell erwarten, dass er seine Aufgabe darin sähe, mir, dem Patienten, zu Diensten zu stehen.

Geradezu beschwingt von revolutionären Gedanken zu einer Neugestaltung des Arzt-Patienten-Verhältnisses erlebe ich mich, als ich im Wartezimmer Platz genommen habe. Aber dann spüre ich, dass ich für eine Revolution wohl doch viel zu müde bin. Den Vorsatz, gegebenenfalls aufzustehen und die Räumlichkeiten wieder zu verlassen, will ich jedoch nicht in der Schale der Müdigkeit untergehen lassen. Das nehme ich mir fest vor.

So sitze ich nun schon eine halbe Stunde vor diesem Lungenfacharzt und berichte ihm meine Krankengeschichte. Er erweckt eher den Eindruck eines Bankmanagers, wie er hinter seinem Schreibtisch sitzt und sich hin und wieder mit schneller Handschrift Notizen macht. Vielleicht ist er gelangweilt und wird mich kühl 'abservieren', da er zwischendurch innehält, um in die Ferne zu starren. Doch ich erzähle weiter. Denn ich weiß, dass ich aufstehen werde, sollte ich merken, dass er meiner Krankengeschichte nicht zuhört – so wichtig nehme ich mich inzwischen. Aber dann findet sein Blick wieder in die Gegenwart zurück und er sieht mich direkt an. Vielleicht schaut er sogar durch mich hindurch, als wolle er meinen Schädel durchleuchten, ob ich die Wahrheit über meine Krankheit berichte. Ja, ich berichte sie ihm und ich habe nichts zu befürchten. So erzähle ich weiter.

„Okay", unterbricht er mich nun. „Wir müssen noch einige Untersuchungen durchführen." Noch begreife ich nicht so recht, was er meint. Ist er tatsächlich daran interessiert herauszufinden, welche Krankheit mich umtreibt? Doch es scheint ihn tatsächlich zu interessieren, und zwar, ohne dass ich einen Anstoß geben müsste. In schneller Folge füllt er Formulare für eine Reihe von Bluttests aus. Auch ein neues Röntgenbild will er anfertigen lassen. Es wundert mich, dass er so interessiert an meiner Krankheit ist. Dann meint er, wir sollten neben einer Reihe biologischer Tests auch eine Hypothyreose, d.h. eine Schilddrüsenunterfunktion, und die Addisonsche Erkrankung ausschließen. Ich fühle mich geradezu angesprochen, wenn er sagt „wir".

Der Erwähnung der beiden letztgenannten Krankheitsmöglichkeiten entnehme ich, dass er die Krankheitslage nicht nur aus der Perspektive der Lunge sieht. Er scheint auch die Erschöpfung, die ihre Herrschaft über mich ausübt, als Symptom einer organischen Krankheit in seine Gedankenkreise einzubeziehen. Ja, noch mehr: Offensichtlich fahndet er nach einer Erkrankung, die sich an dem Hauptsymptom der Erschöpfung orientiert. Ich verstehe nun, warum mein Bekannter sagte, im Krankheitsfall würde er zu diesem Lungenfacharzt, und nur zu ihm, gehen.

Aber nun bittet mich der Lungenfacharzt schon, ich möge mich zu einer körperlichen Untersuchung in die andere Ecke des Konsultationsraums begeben. Ich bin beinahe verwundert, der Mühe wert erachtet zu werden, körperlich untersucht zu werden. Schon habe ich das Hemd abgestreift, liege auf dem Untersuchungsbett und fühle den langsam ansteigenden Druck der Blutdruckmanschette am rechten Oberarm. Sachte gleitet dann das Stethoskop über meinen Brustkorb und schon denke ich daran, mich wieder anzukleiden, da ich mir nicht vorstellen kann, noch weiter für untersuchungswert befunden zu werden, als er mich bittet, ihm Einblick in meine Mundhöhle zu gewähren. Selbst die Bindehaut der Augen sieht er sich genau an, und dann fühle ich, wie seine Hände die Lymphknoten im Hals- und Nackenbereich abtasten, als der wie von einem aus der Ferne heranschwebenden, wohltuenden Gefühl umfangene Gedanke auftaucht, dass dieser Facharzt der Lungenheilkunde mich wirklich ernst nimmt und ein wirkliches Interesse zeigt, dieser Krankheit auf die Spur zu kommen, nicht weil ich ihn angefleht oder gedrängt habe, sondern weil es ihn interessiert, ja, augenscheinlich in besonderem Maß interessiert.

Aber da kommen mir ungefragt Tränen, die die Begegnung mit dem Lungenfacharzt in aller Stille mitverfolgt haben.

Als ich mich verabschiede, weiß ich, einen zweiten Verbündeten gefunden zu haben, der meine Krankheit sieht.

Und auch mich.

3.7
EIN VERGESSENES THEMA

Wie lange braucht ein Mensch, um seine Geschichte zu erzählen, frage ich mich, als ich Ende Juli 1994 eines Abends gegen acht Uhr wieder in meinen Wohnräumen eintreffe.

Schon um zwei Uhr nachmittags habe ich mich auf den Weg gemacht, um sicher zu sein, nicht zu spät zu dem um vier Uhr anberaumten Termin bei dem Psychiater zu erscheinen. Nochmals schaue ich auf die Uhr, um mich zu vergewissern, mich nicht geirrt zu haben. Nahezu drei Stunden hat sich der Psychiater Zeit für mich genommen, um mich systematisch nach einem Spektrum an Symptomen 'durchzukämmen'.

Es handele sich um das Chronische Erschöpfungssyndrom, fasst er dann seine Befunde diagnostisch zusammen, wobei ihm auch das Vorliegen einer Depression nicht entgangen ist. Einige krankheitsrelevante Dokumente hat er durchgelesen und wortlos gelegentlich den Kopf geschüttelt. Nach seiner Auffassung sei meine Leistungsfähigkeit derzeit für eine Wiederaufnahme der

Arbeit noch viel zu stark eingeschränkt. Ein langsamer, geduldiger Aufbau der körperlichen Kräfte und viel Ruhe seien erforderlich. Hinsichtlich der Prognose gehe er von einem Wiedererlangen meiner Gesundheit aus. Dies würde jedoch Zeit in Anspruch nehmen; wie viel Zeit, lässt er jedoch offen.

Gegen Ende der Konsultation wendet er sich mit der Unbekümmertheit eines des Menschlichen bewussten Psychiaters noch einem Thema zu, das bislang hinter der scheuen Hecke des Privaten verborgen geblieben ist – der Sexualität. Wie sich die Dinge hier wohl verhielten, fragt er mich so direkt, dass ich nicht umhin kann, ihm die Wahrheit zu sagen, noch ganz verblüfft, dass er auch dieses Feigenblatt meiner Existenz nicht übersehen hat. Es rührt mich, dass er dem Kahlschlag der Krankheit auch in dieser Richtung nachgeht.

„Es ist schon sehr lange nichts mehr geschehen", sage ich ihm. „Ich bin einfach zu müde. Selbst zu müde, daran zu denken." Wie abgestorben fühle ich mich, hätte ich ihm auch sagen können; oder wie mitten im Leben auf einen Friedhof verbannt, oder wie jemand, der das Wort Liebe in großen, schwarzen Buchstaben an eine graue Wand in einem verlassenen Hafenviertel an eine ferne Wand gesprayt sieht. Oder als habe sich die anmutige, zierliche Scheibe des Mondes in eine kalte, leblose Form verwandelt.

Er hat jedoch schon verstanden, was ich ihm sagen will. Ich brauche kein Mitleid. Mehr brauche ich nicht, als dass er fragt, zuhört und es für Wert befindet, es aufzuschreiben. Und dann einfach sagt: „Es wird wiederkommen."

Als er mir dann auch noch zu verstehen gibt, es sei ihm nicht entgangen, dass ich lange um die richtige Diagnose, nämlich die des Chronischen Erschöpfungssyndroms, gekämpft habe, fühle ich beinahe einen Anflug von Stolz.

Ich habe einen dritten Verbündeten gefunden. Ich bin und fühle mich nicht mehr allein gelassen.

3.8

EIN UNERWARTETER BEFUND

Der Lungenfacharzt muss sich etwas Bestimmtes gedacht haben, kreist es mir durch den Kopf, als ich die Mitteilung in der Hand halte, mich Ende Juli 1994 zu einer Computertomografie meines Gehirns in einer der Londoner Universitätskliniken einzufinden. Schon seit Längerem habe ich mir in Anbetracht meiner massiven Leistungseinbuße selbst die Frage gestellt, ob die Krankheit nicht nur in der Lunge, sondern auch innerhalb meiner Schädelkalotte ihr Unwesen treibt. Aber mir fehlt die Vorstellung, wie sich ein solcher Verdacht beweisen ließe. Denn ähnlich wie sich auf dem Röntgenbild kein struktureller Schaden meiner Lunge nachweisen ließ, vermute ich, dass sich auch bei einer Untersuchung meines Gehirns kein auffälliger Befund ergeben würde.

So liege ich nun schon unter den silbern verspiegelten Innenflächen des Computertomografen, die langsam um meinen Schädel rotieren. Gerade habe ich noch ein kurzes Gespräch mit dem betreuenden Arzt geführt, der, ohne dass ich es richtig wahrgenommen hätte, meinem Arm eine Injektion verabreicht hat, die einen sogenannten radioaktiven Tracer enthält, d.h. ein Mittel, dessen Zirkulation im Blutkreislauf Aufschlüsse über die Durchblutung des Gehirns geben würde.

Aber ich bin zu müde, um aus diesen Indizien präzisere Schlussfolgerungen über die exakte Zielsetzung dieser Untersuchung ableiten zu können. Ich tue nichts anderes mehr, als die verspiegelten Flächen des Computertomografen um meinen Kopf kreisen und in mir die Zeit verrinnen zu lassen. Ich nehme nur das gleichmäßige Summen des um mich drehenden Geräts wahr, das mich, und vor allem das Gehirn dieses meines reglos in der Röhre ruhenden Körpers, durchdringt.

Ja, es ist mein Gehirn, das durchleuchtet wird. Dieses Gehirn ist jedoch auch mein Ich. Denn ohne dieses Gehirn wäre ich nicht ich. Ich weiß, dass die Strahlen des Computertomografen bald nachweisen werden, ob die Krankheit vielleicht Spuren in meinem Gehirn hinterlassen hat. Und doch ist es, als sei meine Seele ein Zuschauer des Ganzen. Geschwind ist sie aus mir entflogen und sitzt schon oben auf der großen Deckenlampe, die über dem Geschehen hängt, und schaut dem

Ganzen aus der Vogelperspektive zu. Wie aus der Ferne sieht sie auf den massiv gebauten Computertomografen hinab, in dem reglos ein Körper liegt, um dessen Schädel langsam verspiegelte Silberflächen kreisen und mit ihren Strahlen das Gehirn durchdringen, diesen Kosmos an schier unzählbaren Nervenzellen. Ich höre noch Schritte, die nahe an mich herantreten, um dann wieder zu verklingen, bis ich bald, entgegen der ausdrücklichen Ermahnung des betreuenden Arztes, nicht verhindern kann einzuschlafen.

Zwei Wochen später erhalte ich ein Fax von dem Lungenfacharzt, der mir die Untersuchungsergebnisse immer ohne Aufforderung hatte zukommen lassen. Das Fax enthält den Befund der Computertomografie, der eine deutliche Minderdurchblutung des Gehirns aufweist, und zwar vor allem im Bereich des Stammhirns, dessen Aufgabe in der Steuerung von Bio-Regulationen liegt. Eine solche Minderdurchblutung würde ausreichen, die Symptomatik der exzessiven Erschöpfung mit ihrem extrem gestörten Schlaf-Wachrhythmus und dem verstörten Atemrhythmus zu erklären. Es gäbe, wie ich mir werde sagen lassen, inzwischen Forschungsergebnisse, die auf eine solche Minderdurchblutung als einen charakteristischen Befund des Chronischen Erschöpfungssyndroms hinweisen. Somit wäre der Beweis erbracht, dass das Gehirn des vermeintlich eingebildeten Kranken von einer wirklichen, krankheitsbedingten Störung betroffen ist.

Wie immer ist der Lungenfacharzt auch dieses Mal sparsam mit Worten, als ich ihn bei der nächsten Konsultation aufsuche. Nachdenklich sieht er mich an, als ich wieder vor ihm Platz genommen habe. „Well, I suppose it all falls into place", womit er meint, dass sich all die so lang anscheinend unzusammenhängenden Puzzlesteine der Erkrankung zu einem verstehbaren Ganzen geordnet haben. Fiele nur ein Teil des Gehirns aus, fährt er fort, sei die ungeheuer komplexe organisatorische Funktion des Ganzen gestört. Ihm zuzustimmen, fällt mir nicht schwer. Der computertomografische Befund hat der Krankheit die Maske entwunden.

Nachdenklich sieht mich der Lungenfacharzt noch eine Weile an. Dann erkundigt er sich nach dem gegenwärtigen Stand der Dinge. Ich möge mich weiterhin an die Strategie einer vorsichtig steigernden körperlichen Belastung sowie der Einhaltung von Ruhe und Abschirmung gegenüber Stress halten. Auch Antidepressiva, die mir inzwischen verschrieben worden sind, solle ich weiterhin einnehmen, denn „you are on the winning side".

Als ich nach der Konsultation bei dem Lungenfacharzt, der für mich ungleich mehr, nämlich einen wirklichen Arzt der Lungenheilkunde verkörpert, noch einige Zeit durch die Londoner Innenstadt streife, entscheide ich mich spontan, in ein Café einzutreten, um mir ein spätes Frühstück zu genehmigen. Es besteht kein Zweifel mehr. Es handelt sich um eine wirkliche Krankheit, wie es die Vorahnungen des Aprils 1993 meinem Bewusstsein vorausgesagt hatten.

Während ich ein Croissant in zwei Hälften teile und dann mit Marmelade bestreiche, spüre ich, dass die Krankheit, die mir nun aufgrund eines objektiven Befunds ihr wahres Gesicht offenbart hat, einen kleinen Schritt zurücktritt. Es ist, als würde ich die Silhouette neuen Lebens in der Ferne auf mich zukommen sehen.

3.9
ZEITLOSE ZEIT

Als ich Mitte August 1994 mein Schlafverhalten systematisch protokolliere, ähnelt dessen Profil auch dann noch mehr dem eines Winterschläfers als dem eines munteren Sommermenschen. Ohne Weiteres bringe ich, weit mehr als ein Jahr, nachdem sich die Vorboten einer erschöpfenden Erkrankung angekündigt hatten, noch bis zu fünfzehn Stunden am Tag schlafend zu.

Die Intervalle der Wachheit, auch wenn sie in der mir vertrauten Klarheit nur stundenweise anhalten, haben jedoch zugenommen. Nach dem Aufwachen steht mir inzwischen ein Geist zur Verfügung, der sich wieder anschickt, seine Flügel über die Grenzen des jeweiligen Tages hinaus auszubreiten. Die einstige Sicherheit in der Linienführung beim Zeichnen stellt sich wieder ein. Meine Handschrift findet zu ihrem vormaligen flüssigen Duktus zurück. Worte drängen sich wieder mit größerer Leichtigkeit in das Bewusstsein. Über ein Jahr lang hatte ich das Gefühl gehabt, als trenne mich eine milchige, innere Glasscheibe von meinen Worten. Nur in Abstufungen von Grau hatte sich mir über lange Monate die Welt dargestellt. Aber jetzt strömen wieder Farben und Düfte in die Kammern der inneren Räume.

Das, was hinter mir liegt, will ich, wie es der Sprachgebrauch sagt, so stehen lassen, wie es sich zugetragen hat. Ich verspüre die Hoffnung, meiner Entlassung aus dem Gefängnis der Krankheit entgegensehen zu dürfen und, versehen mit dem Stempel einer zweiten Chance – wenn auch auf Bewährung –, in absehbarer Zeit wieder auf freien Fuß gesetzt zu werden. Das Fehlen der Motivation, den Blick auf das zurückliegende Krankheitsgeschehen zu richten, beruht auch darauf, dass es mir schwer fällt, das hinter mir liegende Geschehen in seiner verwirrenden, die Wurzeln der Normalität herausreißenden Komplexität und Schwere zu erfassen.

Freunden gegenüber erkläre ich, dass mir zwar ein Wissen zur Verfügung steht, wann die Krankheit mir zu Leibe gerückt ist und was sich ereignet hat. Gefühlsmäßig verschwimmt das Erlebte jedoch in zeitlicher Unfassbarkeit. Das von der Krankheit dominierte Geschehen liegt wie ein Nebel im Raum der Rückschau. Eine zeitliche Strukturierung zur Anwendung zu bringen, fällt mir schwer. Manchmal fühlt es sich so an, als sei die Krankheit eine Art Spuk gewesen, der nur kurz angehalten hat. Dann wieder zieht sich die Episode der Krankheit scheinbar endlos lang hin, als sei die Zeit aus einer dehnbaren Masse beschaffen. Als würde sie sich über Jahre erstrecken, ja, förmlich bis an den Horizont der Erinnerung, wo das Ich, das ich gewesen bin, bevor die Krankheit mir ihre Begleitung aufgezwungen hat, selbst zu verschwimmen beginnt. Hin und wieder überkommt mich sogar ein Gefühl, als vermittle mir die Krankheit einen seltenen Einblick in die Dimension, die oftmals in der Eile eines Menschenlebens unbemerkt vorübergleitet oder sich nur in abstrakter Begrifflichkeit niederschlägt: die Ahnung der Unendlichkeit.

Die Empfindung, dass die Krankheit die Zeit aus ihren Verankerungen gelöst hat, ist so ausgeprägt, dass ich nicht einmal hätte sagen können, ob ich ein Jahr älter geworden bin. Es hätte auch sein können, dass die Zeit einfach in stillem Gebet verharrt ist, oder selbst, dass ich jünger geworden bin. Anders als vor dem Beginn der Krankheit scheinen während ihrer Gegenwärtigkeit keine zeitlichen Markierungspfeiler längs meines Weges in die Erinnerung eingepflanzt. Im Strudel der Geschehnisse hat die Zeit ihre Konturen, ihre Richtung, ja, ihre Dimension verloren und liegt wie eine inhaltslose Schale im Blickfeld meines Bewusstseins.

Die Zeit ist unendlich gegenwärtig und gleichzeitig nicht existent. Lichtjahre schweben durch sie und gleichzeitig scheint sie sich in Wolken von Partikeln aufzulösen. Sie ist der scheinbar nie endende Bogen, der sich über die Krypta des Leids spannt. Sie ist das Warten auf die Fragmente der Monotonie, die bis zum nächsten Atemzug das Bewusstsein beherrschen würden. Zeit ist jene zeitlose Gestalt, die den Ablauf der Dinge übersieht, auch wenn sie in Lähmung gefangen sind, und sie ist jener Bruchteil der Unendlichkeit, der sich zwischen dem augenblicklichen und dem möglicherweise nächsten und letzten Atemzug offenbaren würde.

Wo die Zeit kein Zelt einer Struktur aufspannt, erlebe ich auch keinen Raum, das Erlebte in einem tieferen Zusammenhang zu ordnen. Gewiss gibt es eine Sequenz äußerer Daten, die mir signalisieren, wann ich wen gesehen habe und welche Dinge sich wann ereignet haben. Mir fehlt jedoch der Rahmen von Raum-Zeit-Koordinaten, um das Wirken tieferer Abläufe wahrnehmen zu können. Aus meiner Erlebnissicht ist über den Umstand hinaus, dass ich in die Hände einer Krankheit gefallen bin, wenig geschehen. Alles, was geschehen ist, hat sich um das Kreuz der Bewältigung der Krankheit gedreht. Hierin, in dem täglichen Ritual des Aufstehens, in dem täglichen Appell an die Geduld und die Mobilisierung des Abwartens auf eine zwar nicht vorstellbare, aber doch vielleicht eintretende Wandlung der Geschicke haben sich meine Energien erschöpft.

Über das, was über mich hergezogen ist, tiefer gehend nachzudenken, ist mir nicht möglich. Es ist mir nicht möglich, über den Tag hinaus zu denken, so wenig wie ein Bootsmann im Nebel über den Bug seines Schiffs hinaussehen kann. Mein Denken ist seiner Fähigkeit beraubt, Bilder, Pläne, Visionen zu entwerfen, die meinem Weg die Richtung eines immanenten Sinns verleihen würden. Auch diese Orientierungsmale hat die Krankheit umgestürzt. Ich stehe in der Wüste inmitten von Dünen, deren Formen keine Inhalte, keine Ziele vermitteln, sondern nur die Botschaft fassungsloser Weiten. Hierzu mehr zu sagen, als dass ich in der Wüste stehe, allein, vom Sand der Fremdheit umgeben und inmitten sich stetig verändernder, doch sich in Gleichförmigkeit erschöpfender Gebilde, die über keine Sprache verfügen und auf meine Rufe nicht reagieren – dies vermag ich nicht. Es ist eine Welt in sich abgeschlossener Einkehr.

So ist es naheliegend, zu der Auffassung zu gelangen, dass diese Zeit der Krankheit für immer wie ein nicht fassbarer Nebel seine Ruhestätte in meinem Bewusstsein finden würde. Ich würde immer wissen, dass diese Zeit wirklich gewesen ist, ohne vielleicht jemals zu begreifen zu vermögen, wodurch sich ihre Wirklichkeit auszeichnet. Denn diese Wirklichkeit verfügt nicht über jene Textur an Wirklichkeit, die mein Bewusstsein vor der Krankheit in mir und um mich erbaut hat, um aus ihm das Fachwerk von Zusammenhängen, Bedeutungen und Sinngefügen zu konstruieren.

Die Krankheit hat mir die Dimension einer überwältigenden Übermacht vor Augen geführt, vor der es kein Entrinnen gab. Mir die Ohnmacht vor Augen zu führen, ist die Trumpfkarte der Krankheit. Ich bin nur der Empfänger eines Geschehens, das ich mit Sinn füllen mochte, sofern ich es für sinnvoll hielte. Dieses Geschehen ist nur seiner eigenen Willkür gefolgt und hat trotz meiner Bitten keine Barmherzigkeit an den Tag gelegt. Aber auch mithilfe solcher Gedankengänge hätte ich die Winkelzüge der Krankheit wohl kaum tiefer ergründen können. Es ist der Nebel, der mich zu der Auffassung bringt, dass ich – vorausgesetzt die Wiedergewinnung der Kräfte würde sich tatsächlich einstellen – von nun an durch mein weiteres Leben gehen würde, ohne dieses 'kranke Jahr' an die Kontinuität des Lebensbands anknüpfen zu können.

Ich würde gewiss eine nutzbringende Lehre aus einer solchen Krankheitserfahrung ziehen können, hatte mir eine ältere Dame schon zu Beginn des Jahres 1994 gesagt. Obgleich mir nicht nachvollziehbar war, worauf sie diese Aussage begründete, war ich dennoch geneigt, ihr Glauben zu schenken. Mehr vermag ich auch jetzt, mehr als ein halbes Jahr später, nicht zu sehen. Aber ich akzeptiere die Wirklichkeit der Krankheit mit ihren Facetten und ich nehme mir vor, ihr, der Krankheit gegenüber keine Bitterkeit zu empfinden, auch nicht über mancherlei Mängel an Fürsorge. Es ist so, wie es geschehen ist, aber dies bedeutet nicht, dass ich das Orakel der Krankheit jemals würde entschlüsseln können.

Auch das Rätsel meiner Kindheit, das mich aus einem zellulären Sein an die Ufer eines erwachenden Bewusstseins geschwemmt hat, habe ich letztlich nicht begreifen können. Schritt für Schritt heranwachsend war ich geworden, war groß geworden und in die Welt der Erwachsenen gelangt. So ist es mein Anliegen, jetzt, wenn sich eine Überwindung der Krankheit abzeichnen würde, den Faden meines Lebens wieder in die Hand nehmen. Aber noch immer huschen Zweifel wie dunkle Schatten in mein Bewusstsein, ob mir und wie mir dies jemals gelingen würde. Aber ich will es wagen und dies heißt, auch gegenüber der Krankheit die Kunst des Abschiednehmens zu erwerben.

Ein Horoskop, das mir um diese Zeit in die Hände fällt, scheint diese Grundeinstellung widerzuspiegeln und der Hoffnung Mut zuzusprechen. Es spricht von passabler Gesundheit, der Wiederaufnahme der Arbeit nach einer Phase der Unterbrechung und, last, not least, einer angenehmen Überraschung in jenen Angelegenheiten, die die Krankheit lieblos beiseite geschoben hatte: les roses d'amour.

TEIL 4

DAS BEGREIFEN DES UNBEGREIFBAREN

„Aber Sancho" sagte die Herzogin, „als Zipfel seitlich durchschimmern kann nichts in seiner vollen Größe."

Miguel de Cervantes Saavedra, Don Quijote II, 356

4
KRANKHEIT.
DIE KONFRONTATION
MIT EINER NEUEN WIRKLICHKEIT

4.1
DIE ERHELLUNGSERSCHEINUNGEN ALS ERKENNTNISMODELL

Seit Beginn der 1980er Jahre führte mich mein berufliches Interesse zunehmend in den frühkindlichen Erfahrungsraum. Zu meiner eigenen Verwunderung hatte ich im Rahmen meiner Arbeiten mit Erwachsenen immer wieder die Beobachtung gemacht, dass sich unerwartet Zugänge zu bis dahin unbewusst und verschlossen gebliebenen frühen Erfahrungen und Traumen öffneten, obgleich ich ausbildungsmäßig für solche Entdeckungen nicht vorbereitet war. Ich war somit auf einen konzeptionellen Entwicklungsweg gelangt, der überraschend direkte Zugangswege zu früheren Erfahrungslandschaften erlaubte, wobei die Zugangswege – im Kontrast zur dominierenden Auffassung – weniger rationalen Überlegungen folgten als dem Vertrauen auf mein intuitives Gefühl. Was ich in diesem Zusammenhang entdecken konnte, findet der interessierte Leser vor allem in meinen Büchern „*Maikäfer flieg, dein Vater ist im Krieg ...*" *Seelische Wunden aus der Kriegskindheit* und *Licht in den Ozean des Unbewussten* dargestellt.

Die Herausforderung meiner Explorationen bestand nicht darin, dass es an Beweisen im Sinn des Entdeckens bislang unbewusster Erfahrungen und Traumatisierungen gefehlt hätte. Sie bestand vor allem darin, dass ich für meine Vorgehensweise keinen nachvollziehbaren Erkenntnisweg nachweisen konnte, da ich nicht in der Lage war, aufzuzeigen, auf welcher Route ich von einem explorativen Ausgangspunkt A zu einer Erkenntnis B gekommen war. Wenn ich dieses Vorgehen mit dem Begriff der Intuition und des intuitiven Denkens und schließlich der Intuitiven Diagnostik bedachte, so spiegelt dies vor allem den

Versuch wider, das zugrunde liegende Denkfundament, auf dem mein Vorgehen fußt, zu kategorisieren.

Das Auseinanderklaffen zwischen einer ins Dunkel getauchten intuitiven Vorgehensweise und überprüfbaren, beweiskräftigen Resultaten begann erst dank einer unvorhergesehenen Entwicklung, die im Frühjahr 1990 ihren Anfang nahm, einer Überwindung zuzustreben. Denn im Rahmen dieser Entwicklung wurden überraschende, bildliche Erscheinungsformen, die ich Erhellungserscheinungen nannte, auf meinen inneren Wahrnehmungsschirm projiziert. Die Intensität dieser in ein irisierendes Licht getauchten Erhellungserscheinungen zeichnete sich durch eine schier magische Ausstrahlungskraft aus, auch weil die Erhellungserscheinungen völlig neue Einsichten und Entdeckungen über die Struktur und Dyamik der Innenwelt in meinem Bewusstsein erzeugten. Es waren somit nicht bewusst von mir angestellte Überlegungen, die zu diesen Erkenntnissen führten. Es war die ungewöhnliche und in sich selbst organisierender Form kreierte Sequenz dieser Erhellungserscheinungen, die einen Goldregen an Einsichten und Erkenntnissen vor meinem inneren Bewusstsein ausschütteten, die ich in dem vorangehend zitierten Buch *Licht in den Ozean des Unbewussten* eingehend beschrieben habe.

Zur Zeit des Auftretens der Erhellungserscheinungen, noch vor dem Beginn meiner Erkrankung am Chronischen Erschöpfungssyndrom, erfreute sich meine körperliche Hülle einer guten gesundheitlichen Verfassung. Psyche und Geist hatten alle Hände voll zu tun, die durch die Erhellungserscheinungen ausgelösten Prozesse und neu geschaffene Wirklichkeit zu integrieren und in die Vase einer begreif- und kommunizierbaren Spache zu ordnen, da mir die Erhellungserscheinungen neuartige Einblicke in die Natur der Dynamik von Denkprozessen ermöglichten, die sich so ganz anders darstellten, als ich es mir jemals mithilfe meiner Vorstellungskraft hätte ausmalen können.

Abrissartig skizziert beinhalteten diese Erkenntnisse Folgendes: Die Einsicht, dass Denkprozesse auf einer sich selbst organisierenden Entstehungsweise beruhen, wobei neues Verstehen aus der Transformation einer Menge ungeordneter Wissenselemente in einen geordneten Zusammenhang entsteht. Hierbei vollzieht sich die Transformation einer ungeordneten in eine geordnete

Menge sprunghaft und, wie schon angedeutet, in einer sich selbst organisierenden Form. Die sprunghafte Natur einer solchen Transformation spiegelt sich auch sprachlich wider, wenn beispielsweise von blitzartiger Erkenntnis oder von Geistesblitzen gesprochen wird. Zahllose Beispiele aus der Geschichte der Naturwissenschaften und der Mathematik illustrieren das zutiefst eindrucksvolle Phänomen plötzlich eintretender, erhellender, neuer Erkenntnisse.

Ein weiterer faszinierender Aspekt solcher Verstehenssprünge war die Erkenntnis, dass Verstehenssprünge, die zu einem Knüpfen von neuen Zusammenhängen führten, nicht nur diese Zusammenhänge herstellten, sondern auch tiefere Einblicke in das Wesen solcher Zusammenhänge offenbarten. So führte beispielsweise die in Kapitel 2.3.1 in *Licht in den Ozean des Unbewussten* beschriebene lineare, raum-zeitliche Anordnung der Artikel repräsentierenden 'Zinnsoldaten' dazu, dass ich erstmals den roten Faden eines alle Artikel verbindenden inneren Zusammenhangs verstehen konnte – eine Einsicht, die mir zuvor verschlossen gewesen war.

Weiterhin bahnten Verstehenssprünge neue Einsichten, indem sie Zusammenhänge zu noch sehr viel weiter in der Vergangenheit zurückliegenden, analogen Erscheinungsformen transparent machten. Sie zeichneten sich durch die bemerkenswerte Fähigkeit aus, Analogien zu erkennen und mir vor Augen zu führen, die mir bis dahin nicht ersichtlich gewesen waren. Mehr als einmal eröffneten Verstehenssprünge neuartige Einblicke in Kindheitsereignisse, die in ihrem Kern analoge Vorläufer gegenwärtiger Gegenstände meines Interesses darstellten. Verstehenssprünge ließen sich somit als ein transformativer Prozess definieren, durch den sich bislang anscheinend zusammenhanglose Elemente in einem analogen Zusammenhang vor dem Blick der Erkenntnis darstellten.

Es sollte mehrere Jahre in Anspruch nehmen, bis mir ein weiterer, einen Verstehenssprung markierender Aspekt bewusst wurde: Verstehenssprünge verknüpften nicht nur mir zwar bekannte, aber nicht als in einem Zusammenhang stehende und erkenntliche Elemente miteinander, sondern schufen hierdurch auch neue Erkenntnisse, wobei wiederum jede solche neue Erkenntnis eine neue Kategorie, d.h. ein neues begriffliches Instrumentarium, repäsentierte, mit Hilfe dessen wiederum bislang unzusammenhängenden Elemente in einen umfassenderen Kontext eingeordnet und begriffen werden konnten. Der stufenweise Aufbau von Kategorien schuf die Möglichkeit, weitere Felder unzusammenhängender Elemente im Licht eines neuen Zusammenhangs zu sehen und hierdurch tiefer in das Verstehen der Natur von Verstehensprozessen vorzustoßen.

Dieser abrissartig dargestellte Hintergrund der durch die Erhellungs- erscheinungen geschaffenen Szenerie neuer Einblicke in und Erkenntnisse über die Natur von Verstehensprozessen schien mir bis zum Sommer 1994 ohne Relevanz hinsichtlich meiner Erkrankung zu sein. Erst dann sollte ich begreifen, dass mir die Erhellungserscheinungen ein Instrumentarium in die Hand gegeben hatten, um Erscheinungsformen, denen ich im Verlauf meiner Krankheit begegnet war, und deren Bedeutung ich nicht erfasst hatte, aus einem neuen Blickwinkel und in einem neuen Licht zu sehen.

4.2
KRANKHEIT ALS STUDIENOBJEKT EINER NEUEN WIRKLICHKEIT

Erst Ende August 1994, nahezu eineinhalb Jahre nach dem Ausbruch der Krankheit, als ich schon fast den Sirenentönen der Versuchung erliege, die Krankheit 'hinter' mir zu lassen, um mich endlich wieder der Verwirklichung ungeduldig auf mich wartender Projekte zuzuwenden, wird mir eine tiefe Analogie zwischen der seit dem Frühjahr 1990 aufleuchtenden und vorangehend skizzierten Serie von Erhellungserscheinungen und dem Erleben und Verstehen des Chronischen Erschöpfungssyndroms bewusst. Denn beide Erfahrungsbereiche zeichnet eine zwischen ihnen bestehende Gemeinsamkeit aus: die Herausforderung, der Konfrontation mit neuen, bis dahin unbekannten und ungeahnten Erfahrungen ins Auge zu sehen und mich den durch sie heraufbeschworenen neuen Wirklichkeiten zu stellen.

Gewiss stand bei dem Entwicklungsprozess, der von den Erhellungs- erscheinungen angestoßen worden war, die Begegnung mit Entdeckungen im Denkraum im Vordergrund, was jedoch – bei aller Faszination für die Fülle neuartiger Einsichten und Erkenntnisse – implizit die Konfrontation mit einer neuen, in der Innenwelt erlebten Wirklichkeit beinhaltete, sowie auch das Annehmen und die Assimilation dieser neuen Wirklichkeit in das Gefüge des Ichs.

Die im Zuge dieser Entwicklung auftretenden, visuell sich darbietenden Erhellungserscheinungen waren von solch überwältigender Novität, dass ich anfänglich das Gefühl hatte, als befänden sich Fremdkörper in meinem Kopf. So seltsam eine solche Empfindung auf den ersten Blick auch anmuten mag, so bedurfte es einer Phase der Akzeptanz und Assimilation, bis sich das Gefühl des Vertrautwerdens mit den Erhellungserscheinungen einstellte und ihre Integration möglich wurde. Auch ein aus dem Nichts in die Höhe schießender Vulkan wird erst, nachdem eine gewisse Zeitdauer verflossen ist, sich als in die bestehenden Landschaftszüge einfügend empfunden werden.

Der Integrationsprozess beinhaltete die langsame Verwandlung von einer in ihrer Intensität schier überwältigenden, jedoch sprachlich zunächst nicht fassbaren Wahrnehmung in mithilfe von Worten fassbare Begriffe. Hierbei handelte es sich um mehr als nur die begriffliche Beschreibung der Wahrnehmung an sich. Entscheidend war der Sprung auf eine höhere Ebene der Begrifflichkeit, die es erlaubte, das anfänglich nur rein sinnlich Wahrgenommene und Wahrnehmbare in ein Verstehen zu gießen und beschreiben zu können.

Die Sequenz aufeinanderfolgender und aufeinanderbezogener Erhellungserscheinungen und die durch sie katalysierten Entdeckungen stellten eine kontinuierliche Konfrontation mit und Integration von neuen Wirklichkeiten dar, die dadurch, dass sie jeweils in das bestehende Innenweltgefüge eingebaut wurden, dieses kontinuierlich erweiterten und verfeinerten. Jeder Baustein einer neuen Erkenntnis trug somit dazu bei, die Architektonik des Innenraums auszubauen und zu differenzieren. Somit stellte diese seit dem Frühjahr 1990 begonnene, der Krankheit vorausgehende und durch die Erhellungserscheinungen initiierte Entwicklung eine Evolution neuer innerer Wirklichkeiten dar.

Wie mir erst im August 1994 bewusst wird, als ich schon versucht bin, mein Augenmerk der 'Nachkrankheitszeit' zuzuwenden, liegt hierin die tiefere

Analogie zu dem in diesem Buch beschriebenen Krankheitsgeschehen. Denn was auch immer die Krankheit mit sich heranschleppte, aufwühlte und zum Einsturz brachte, so verkörperte sie eine neue Wirklichkeit, die mir, wenn auch nicht in allen Facetten, so doch in der Dimension und Tragweite ihres Gesamtbilds und der Vehemenz und Durchschlagskraft der Auswirkungen fremd, ja, bestürzend übermächtig war.

Zwar war ich schon auf Tuchfühlung mit anderen, weitläufig bekannten und leichteren Formen von Lungenerkrankungen, wie Bronchitiden oder Husten gewesen. Einer derartig hartnäckig persistierenden, galoppierenden Entgleisung meines Atemrhythmus war ich jedoch niemals zuvor begegnet. Zweifellos hatte ich in der Mononukleose schon eine länger anhaltende Krankheit erlebt, die sich durch ein sehr respektables Maß an Erschöpfung auszeichnete, aber ihr zeitliches Verlaufsprofil war dennoch vergleichsweise kürzer und ihre Begleitsymptome und Sekundärkomplikationen waren weniger zahlreich und weniger bedrückend heftig gewesen. Zudem präsentierte sich das Chronische Erschöpfungssyndrom nicht nur als eine befremdliche Erkrankung, sondern leistete sich auch die launische Exzentrizität, im Mantel der Unbekanntheit umherzuspazieren. Der Umstand, dass das Chronische Erschöpfungssyndrom alles andere als auf den ersten Blick erkenn- und diagnostizierbar war, erschwerte die Akzeptanz der durch die Krankheit aufoktroyierten Wirklichkeit. So akademisch die Sichtweise einer Krankheit als Konfrontation mit einer neuen, fremden Wirklichkeit auch anmuten mochte, so gab sie mir die Möglichkeit in die Hand, das Erlebte in einen umfassenderen Kontext zu setzen.

Es ist zweifellos richtig, dass ich im Rahmen des Chronischen Erschöpfungs-syndroms ein Spektrum krankheitsbedingter Beschwerden und Symptome erlebte, das sich im Sinn einer spiralförmigen Abwärtsbewegung im Lauf der Monate verstärkte. Diese Sichtweise beschreibt jedoch nur eine Seite des Krankheitserlebens. Denn jedes sich neu hinzugesellende Symptom repräsentierte in seinem Wesen nicht 'nur' ein neues Symptom. Es verkörperte ein neues Phänomen, das, da es sich durch eine Neuartigkeit auszeichnete, eine Herausforderung auf den Plan rief, diese neue Facette an Wirklichkeit − soweit als möglich – in das Gefüge der existierenden Wirklichkeit einzubringen und zu integrieren.

So wie jede Erhellungserscheinung intensive neue Bilder auf den Schirm der inneren Wahrnehmung geworfen hatte, inszenierte auch jedes körperlich, aber auch seelisch fundierte neue Symptom eine neue Facette an Wirklichkeit. Prinzipiell bestand somit aus rein abstrakter Sicht kein Unterschied, ob neue Einblendungen von Wirklichkeiten auf in Licht getauchten Höhenwegen – wie eben durch die Erhellungserscheinungen – oder in den düstereren Nebelfeldern des Chronischen Erschöpfungssyndroms in das Bewusstsein projiziert wurden. Entscheidend war, dass beide Formen von Wirklichkeiten neu und somit von zunächst fremdartiger Natur waren. Dies bedeutete jedoch, dass ich als Kranker mit dem Auftreten jedes neuen Symptoms nicht nur der puren Wahrnehmung und Empfindung der körperlichen und/oder seelischen Auswirkungen dieses Symptoms ausgesetzt war, sondern mich auch vor die Aufgabe gestellt sah, das jeweilige Symptom in das Gefüge der bislang bestehenden Wirklichkeit einzubringen.

Die Schwierigkeit bestand zunächst darin, mich von der Verankerung zu lösen, ein gesunder Mensch zu sein. In der Tat dauerte es Wochen, Monate, ja, im Grunde bis zu dem in Kapitel 2.3.3 *Zwei Kerzen* beschriebenen Abend, bis ich an dem Punkt angekommen war, mein Festhalten an dem bis dahin vorherrschenden Weltbild meiner Gesundheit aufzugeben, um mich einer von der Krankheit diktierten Revision dieses Weltbilds zu überlassen. Das hartnäckige Klammern an das gesunde Weltbild mag eine Ahnung davon vermitteln, wie schwer es mir fiel, den polierten, intakten Spiegel des gesunden Weltbilds gegen einen beschlagenen, von Sprüngen überzogenen 'kranken' Spiegel auszutauschen.

Nicht nur das: Nachdem ich zu der von der Krankheit auferlegten Wirklichkeit konvertiert war, bewegte ich mich, genau besehen, von nun an im Spannungsfeld zweier Wirklichkeiten, da die Erinnerung an das gesunde Weltbild nicht plötzlich ausgelöscht war, sondern wie ein schmerzhafter Dorn in die Fragiliät des neuen, krankheitsbelasteten Weltbilds hineinstach. Somit stand in dieser dualen Welt die bewusste Unterwerfung unter das Primat der Krankheit in einem schmerzlichen

Kontrast zu der Gesundheit, die vor dem Ausbruch der Krankheit allein Regie geführt hatte.

Die Akzeptanz der Wirklichkeit der Krankheit geschah, als die wahre Dimension der Krankheit in großer, kalter und unmissverständlich bedrückender Klarheit vor Augen trat. So vereinte dieser Moment im Trost zweier still vor sich hinflackernder Kerzen die Erleichterung darüber, den Schritt in die Anerkennung der neuen Wirklichkeit vollzogen zu haben, wenn auch mit jener Verzweiflung über die Vertreibung aus dem Land der Gesunden und jener Trauer über das Verlorene, die in den Sternen Halt sucht und in deren schweigendem Schimmer dennoch keine Antwort auf eine Rückkehr des Genommenen wartet.

Ich hatte es bislang noch nicht so zu sehen vermocht, dass die Aufgabe, die von einem Kranken erwartet wird, nämlich seine Krankheit zu akzeptieren, implizit auch das Annehmen einer neuen, bislang fremden und oft genug radikal anderen Wirklichkeit beinhaltet − die rauhe Wirklichkeit eines gewaltsamen, ungerecht und sinnlos empfundenen Herausgerissenwerdens aus der Geborgenheit des vertrauten Umfelds, und zwar nicht nur der Innenwelt, sondern oft genug auch der Außenwelt; ausgeliefert dem undurchschaubaren Walten von Mächten, die mit der gleichen Unbarmherzigkeit über Menschenkörper ziehen, wie sie über Landstriche herfallen, um deren Frieden zu zerstören.

4.3
DAS CHRONISCHE ERSCHÖPFUNGSSYNDROM
ALS TRIGGER ANALOGER KRANKHEITSERFAHRUNGEN

In der Anfangsphase des Chronischen Erschöpfungssyndroms war es mir weitgehend möglich, die in der Gegenwart erfahrene Krankheit auch tatsächlich auf die Gegenwart einzugrenzen. Hiermit meine ich, dass meine Einstellung der Krankheit gegenüber durch die Vorstellung geprägt war, dieses Geschehen möglichst schnell hinter mich zu bringen, ohne in tiefere Verwicklungen hineingezogen zu werden. Mein Wunsch, den Status quo der klinischen Arbeit aufrechtzuerhalten und meine Manuskriptprojekte voranzubringen, prägte somit meine Haltung der Krankheit gegenüber. Die Krankheit war neben vielem anderen eben auch eine Lästigkeit und ich hoffte, sie möge mir die Güte erweisen, mich baldmöglichst in Ruhe zu lassen, um meiner Arbeit wieder meine ungestörte Aufmerksamkeit widmen zu können.

Ab dem August 1993 zeichnete sich jedoch eine Entwicklung ab, die dieser Haltung zuwiderlief. Zum einen verschärfte sich die Lage durch die grassierende Ausweitung und Verschärfung der Krankheitssymptome. Zum anderen trat die Krankheit mit einer bedenklichen Neigung auf, über den Tellerrand der Gegenwart hinauszugreifen, indem sie meine Gedanken auf frühere Ereignisse und Erfahrungen lenkte. Dies hätte mich weniger tangiert, wären die betreffenden Erfahrungen solide in das Ich der Gegenwart eingebaut gewesen, was jedoch offensichtlich nicht in vollem Umfang zutraf.

Gefühlsmäßig anfänglich nur schwer begreifbar und fassbar schoben sich diffuse, in düsteren Tönen gehaltene Ahnungen von Ähnlichkeiten zu einem Geschehen in der Kindheit in den Vordergrund, das bislang dem Blickfeld der bewussten Betrachtung entzogen gewesen war. Vor allem im September 1993 überkam mich immer wieder die Vorstellung, dass die Konstellation von Krankheit, Gefahr der Entwurzelung, ja, auch die Beimischung einer lebensbedrohlichen Komponente, mir schon einmal in meiner frühen Kindheit begegnet, aber dann im unaufhaltsamen Fortgang der Jahre vom Mantel des Vergessens überdeckt worden war.

Auf diesem Hintergrund wurde mir bewusst, dass sich zu der gegenwärtigen Erkrankung des Chronischen Erschöpfungssyndroms der Schatten einer Kindheitserkrankung hinzugesellte, der, obgleich nur schwer zu greifen und zu begreifen, dennoch eine zusätzliche psychische Erschwernis darstellte. Dies bedeutete, dass ich ab September 1993 nicht nur mit der Aufgabe beschäftigt war, die Wirklichkeit des Chronischen Erschöpfungssyndroms zu akzeptieren und zu assimilieren, sondern auch die des 'blinden Passagiers' einer früheren Erkrankung, deren Gewichtung und Tragweite mir bislang verschlossen gewesen waren.

So wie sich die Vorahnung hinsichtlich des Chronischen Erschöpfungs-syndroms als zutreffend herausgestellt hatte, so wurde mir im Verlauf der folgenden Monate bewusst, dass auch die dumpfe Ahnung bezüglich der frühen Krankheitskonstellation zutreffend gewesen war. Denn wie sich herausstellte, war ein in der frühen Kindheit erlittener Keuchhusten nicht nur an sich von denkbar bedrohlicher Natur gewesen, sondern in der Abfolge der damaligen Ereignisse auch mit einer Trennung vom elterlichen Umfeld verbunden gewesen. Das jetzige Chronische Erschöpfungssyndrom hatte somit nicht nur den Zusammenhang zu einer frühen Lungenerkrankung geknüpft, sondern auch eine analoge Erlebniskonstellation von beunruhigender und belastender Trennung aufgeschreckt, was ich erstmals als eine mir bis dahin unbekannte Triggerfunktion des Chronischen Erschöpfungssyndroms erlebte.

Eine weitere, ähnliche Triggerfunktion zeigte sich dann im November 1993 im Rahmen einer analogen Kopplung des Chronischen Erschöpfungssyndroms an die Mononukleose. Zwar war mir die Mononukleose bewusst gegenwärtig, wenn auch, wie ich im Nachfolgenden zeigen werde, nur partiell – während dies für den kindlichen Keuchhusten nicht der Fall war, und vor allem nicht, was den emotional belastenden Trennungsaspekt betraf. Insofern wäre das vollständige Bild des kindlichen Keuchhustens ohne den Trigger des Chronischen Erschöpfungssyndroms wohl kaum an das Licht des Bewusstseins gekommen. Fasse ich den erkenntnistheoretischen Triggeraspekt, der durch das Chronische Erschöpfungssyndrom bewirkt wurde, zusammen, so schob er Zusammenhänge zu den zwei geschilderten, wichtigen analogen Krankheitserfahrungen, dem Keuchhusten und der Mononukleose, auf das Tableau des Bewusstseins.

Das Herstellen derartiger Zusammenhänge führte schließlich zu einer neuen Gesamtbewertung des Phänomens Krankheit in meinem Leben, in der sich Krankheit nicht mehr nur als eine Serie von Ereignissen darstellte, die zwar erlebt, aber dann gewissermaßen außerhalb des Radius der normalen Wirklichkeit ausgesiedelt wurden, sondern Krankheit nahm nun neben Gesundheit einen gleichberechtigten Rang im Panorama der Wirklichkeit ein.

Zweifellos blieb die Überwindung des Chronischen Erschöpfungssyndroms mein Ziel. Das Chronische Erschöpfungssyndrom sorgte jedoch dafür, dass es im Vergleich zur Gesundheit keine Fußnote im biografischen Ablauf und Kontext bleiben würde. So erkämpfte das Chronische Erschöpfungssyndrom für sich und auch für die ihm vorangehenden Erkrankungen in meinem Bewusstsein einen der Gesundheit gleichberechtigten Platz.

4.4
VON DER WAHRNEHMUNG
VON UNTERSCHIEDEN ZUR INNEREN DIAGNOSE

Eine besondere Herausforderung des Chronischen Erschöpfungssyndroms bestand darin, dass die Natur der Krankheit sowohl mir selbst lange unerkannt blieb als auch den mich behandelnden Ärzten. So unersprießlich dieses Vakuum an Erkenntnis auch war, so zwang mich diese Situation, zu versuchen, selbst den Weg zur Diagnose zu finden. Hierin lag jedoch die Chance einer näheren Analyse, wie sich der Prozess der Diagnosefindung gestaltet.

In der Anfangsphase der Krankheit neigte ich zu der Vorstellung eines einfachen, ursächlichen Zusammenhangs zwischen einem auf die Lunge einwirkenden pathogenen Reiz und einer hieraus resultierenden irritierenden Reaktion des Lungengewebes. Diese Vorstellung verlor jedoch bald an Zugkraft, da zunehmend auch andere Symptome auf der Bildfläche erschienen und sich die Erschöpfung immer spürbarer in den Vordergrund drängte, so dass ich zunehmend in eine Zwickmühle geriet, was das Wesen und die Ursache der Erkrankung betraf.

Ärztlicherseits wurde eine Diagnose, nämlich die des klassischen Asthmas, gestellt und mir hierdurch de facto aufgezwungen. In mir regte sich jedoch ein wachsender Zweifel, ob diese Diagnose das wahre Geschehen widerspiegelte. Dieser auf einem Unbehagen beruhende Zweifel war nicht die Folge einer grundsätzlichen Abneigung gegen eine ärztliche Diagnose, sondern beruhte auf der subtilen Wahrnehmung einer Unstimmigkeit zwischen einer von einem Arzt als korrekt betrachteten Diagnose und meinem subjektiven körperlichen und seelischen Erleben. Mein krankheitsbezogenes Erleben beruhte letztlich auf der inneren Wahrnehmung eines Spektrums an Unterschieden.

Anfänglich hatte ich einen zu hastig ablaufenden Atemrhythmus registriert. Die Empfindung eines zu hastigen Rhythmus beruhte auf der im Vergleich zur normalen Atmung spürbar gesteigerten Atemfrequenz. Ähnliches betraf eine Palette zusätzlicher Symptome. Der Husten beruhte auf der Wahrnehmung einer körperlichen Reaktion, die vor dem Auftreten des Chonischen Erschöpfungssyndroms gefehlt hatte. Das subjektive Empfinden von Fiebrigkeit, gelegentliche Rötungen der Wangen, Schmerzen und ein brennendes Gefühl im Brustraum, das wachsende Schwinden der Leistungsfähigkeit sowie das in die Höhe schnellende Schlafbedürfnis − all dies waren Neuerscheinungen, die ich vor allem deshalb wahrgenommen hatte, da sie Abweichungen zu dem als normal empfundenen körperlichen Ist-Zustand darstellten.

Die Wahrnehmung dieser Abweichungen von der Norm bedeutete jedoch nicht, dass ich in der Lage gewesen wäre, sie zu verknüpfen und in einem tieferen Zusammenhang zu sehen und in diesen zu stellen. Was ich jedoch im September 1993 gefühlsmäßig zu erfassen in der Lage war, war die Vorstellung, dass die klassische Asthma-Diagnose nicht die ganze Bandbreite dieser von dem körperlichen Normalzustand abweichenden Phänomene 'unter einen Hut' zu bringen in der Lage war. Dies stellte den Kern des Gefühls des Unbehagens gegenüber der Diagnose des klassischen Asthmas dar.

Allerdings stand mir kein schlagkräftigeres Argument als das des Unbehagens zur Verfügung, das die Diskrepanz zwischen einer ärztlichen Diagnose und dem von mir wahrgenommenen Spektrum an Körperbefindlichkeiten hätte widerspiegeln können, so dass es mir schwer fiel, ja, unmöglich erschien, der ärztlicherseits formulierten Diagnose mit überzeugungsfähigen Argumenten entgegenzutreten, um sie zu entkräften.

Aus abstrakter Sicht hätte sich die damalige Situation auch formal wie folgt beschreiben lassen: Die Menge an Beschwerden und Symptomen, die Bestandteil der Diagnose des klassischen Asthmas bildeten, ließ sich nicht mit der größeren Menge von Beschwerden und Symptomen, die ich wahrnahm, in eine Deckungsgleichheit bringen.

Im Verlauf der darauf folgenden drei Monate war ich unfähig, das Patt zwischen der offiziellen ärztlichen Diagnose eines klassischen Asthmas und dem von mir empfundenen, auf dem Spektrum von Unterschiedswahrnehmungen beruhenden Unbehagen aufzulösen. Dennoch verschob sich langsam das diagnostische Tauziehen. Die klassische Asthma-Diagnose verlor an Überzeugungskraft, auch weil die sich aus ihr ergebende Prognose entgegen der Voraussage des Lungenarztes nicht eintrat und sich somit nicht bewahrheitete, da ich weder auf die medikamentöse Asthmatherapie ansprach noch sich das vorhergesagte, schnelle Wiedergewinnen meiner Gesundheit einstellte. Erschwerend kam hinzu, dass der Verlauf der Krankheit nicht stagnierte, sondern sich verschlechterte, indem sich der Kreis zusätzlicher, bemerkbarer Abweichungen von der körperlichen Norm erweiterte, und ich zur Kenntnis nehmen musste, dass sich das Ziel der Wiedergewinnung der körperlichen Gesundheit zunehmend weiter entfernte. Ich wurde in einem Maß erschöpfter als ich es jemals gekannt hatte und geriet in den Strudel eines nicht mehr kontrollierbaren, exorbitanten Schlafbedürfnisses, als handele es sich um eine regelrechte Schlafsucht.

So spitzte sich der Kontrast zwischen der mir zuerteilten und somit aufgepfropften Diagnose und der Anhäufung teilweise bekannter, aber auch teilweise ungewohnter Abweichungen von dem vertrauten Status meiner intakten gesundheitlichen Verfassung zu. Da es mir zunehmend schwerer fiel, diese Entwicklung reaktionslos hinzunehmen, steigerte sich das Unbehagen, je weiter die Scherenblätter zwischen der durch die klassische Asthma-Diagnose diktierten äußeren Wirklichkeit und der Wahrnehmung der inneren Wirklichkeit auseinanderklafften. Umso mehr als eine Überprüfung der ärztlichen Auffassung, die zu einer Wiederannäherung der Scherenblätter hätte führen können, ausblieb.

Vermutlich wäre das Unbehagen weiter angestiegen, hätte nicht ein innerer Prozess stattgefunden, der darauf abzielte, die Facetten anscheinend unzusammenhängender Empfindungen, Beschwerden und Symptome zu ordnen zu versuchen. Der Prozess, ein gewisses Maß an Ordnung in ein verwirrendes, durch unbekannte Beimischungen erschwertes Geschehen zu bringen, war zumindest in dem Sinn erfolgreich, als ich auf ein Erfahrungsmodell zurückgreifen konnte, nämlich die circa ein Jahrzehnt zuvor erlebte Mononukleose.

Es mag an den Haaren herbeigezogen klingen, wenn ich in diesem Zusammenhang von Verstehen spreche statt von Erleben. Bei genauerer Betrachtung handelte es sich jedoch in der Tat um einen Prozess des Verstehens. Dass ich die Mononukleose durchlebt hatte, wusste ich schon seit Langem. Die neuartige Sichtweise bestand jedoch darin, das erlebte Wissen der Auseinandersetzung mit der Mononukleose zum Begreifen der verwirrenden Symptome des Chronischen Erschöpfungssyndroms heranzuziehen und mir zunutze zu machen. Wobei eine solche Betrachtung nur dann erfolgversprechend sein würde, sofern ein tieferer Zusammenhang zwischen der damals erlebten Mononukleose und dem Muster der jetzigen Erkrankung aufzufinden wäre.

Zug um Zug erkannte ich nun zwischen der Mononukleose und dem Chronischen Erschöpfungssyndrom bestehende Analogien. Denn beide Krankheiten hatten sich durch Erschöpfung, exzessiven Schlaf, körperliche Schwäche, eine signifikante, wenn nicht dramatische Beeinträchtigung der Leistungsfähigkeit, eine geringe Widerstandskraft und eine Tendenz zu Depressionen ausgezeichnet. Gewiss hatten diese Symptome bei der Mononukleose vor allem zu Beginn der Erkrankung im Vordergrund gestanden, wobei es im Verlauf der Mononukleose nicht zu einer Affektion der Lunge gekommen war. Dennoch lag das Fazit auf der Hand: Die zwischen den beiden Erkrankungen bestehenden Analogien überwogen im Vergleich zu den Unterschieden.

Dies erlaubte mir, die frühere Mononukleose-Krankheitserfahrung als ein diagnostisches Modell für die Beschreibung des jetzigen 'Symptomwirrwarrs' heranzuziehen. Allerdings schien es aufgrund der zwischen der Mononukleose und dem Chronischen Erschöpfungssyndrom bestehenden Unterschiede zur Beschreibung der jetzigen Erkrankung nicht gerechtfertigt, auch auf die jetzige Erkrankung, d.h. das Chronische Erschöpfungssyndrom, die Diagnose einer Mononukleose anzuwenden.

Dennoch registrierte ich erstmals eine Abnahme der bislang erlebten inneren Spannung, da mir die Diagnose einer mononukleose-analogen Erkrankung – auch wenn es sich um eine Selbst-Diagnose handelte – die Empfindungen der inneren Wirklichkeit sehr viel stimmiger widerzuspiegeln schien als die der klassischen Asthma-Diagnose. Ich fühlte mich erleichterter, und zwar nicht nur, weil ich vermutete, einen plausiblen Grund für mein Unbehagen gefunden zu haben, sondern weil mir die am eigenen Leib gemachte Erfahrung ein erlebtes und begriffliches Instrumentarium in die Hand gegeben hatte, die sich bislang einem Begreifen geschickt entziehende Krankheit und die durch die Krankheit verzerrte innere Wirklichkeit einem ordnenden Verstehen näherbringen zu können.

Das Spannen eines Brückenbogens von Analogien führte zu einem weiteren Erkenntnisschritt. Wenn die Ähnlichkeiten der Symptome überwogen, lag es nahe, auch eine ähnliche Form der Krankheitsursache zu vermuten. Zwar stellte dies keinen zwangsläufigen Beweis dar, jedoch eine legitime Hypothese, umso mehr, als die virale Genese der Mononukleose aufgrund eines Bluttests bewiesen worden war. Somit ergab sich auch für das Chronische Erschöpfungssyndrom die schon angedeutete Hypothese – wenn auch nicht der Beweis –, dass auch sie möglicherweise viralen Ursprungs war.

In meinem Brief vom November 1993 an den Lungenfacharzt hatte ich zur Diskussion gestellt, an einer bislang unbekannten Krankheit vermutlich viralen Ursprungs zu leiden, und hatte ihn im gleichen Atemzug um die Überweisung an einen Virologen gebeten, um die virale Hypothese zu überprüfen. Damals hatte ich mich von meiner Intuition leiten lassen. Nun, fast ein Jahr später, hatte sich mir die tiefere Dynamik eines zugrunde liegenden Denkprozesses offenbart. Das Erleben eines breiten und in dieser Form mir unbekannten Spektrums an Beschwerden und Symptomen hatte im Prozess des Suchens nach einem Verstehen das Netz nach analogen, früheren Erfahrungen ausgeworfen und im Vollzug einen wichtigen Fund an das Land des Begreifens gezogen, die Mononukleose. Im Zuge der Betrachtung dieses Mononukleose-Fundes wurde mir bewusst, dass die Erkrankung, die ich bislang nur als eine undefinierbare Kollektion an Symptomen erlebt hatte, nicht zu übersehende Ähnlichkeiten aufwies.

Angesichts unzureichender äußerer Impulse hatte ein innerer diagnostischer Prozess Gestalt angenommen, inspiriert von dem Ziel, ein größeres Maß an Ordnung und Verstehen in das krankheitsbedingte Chaos zu bringen. Vielleicht war es eine berechtigte Hoffnung, dass mir als Patient eine umfassendere Unterstützung bei der Entzifferung der Symptom-Hieroglyphen zuteil würde. Da dies jedoch nicht der Fall war, blieb es mir überlassen zu versuchen, selbst Erkenntnisfortschritte zu erzielen.

4.5
SUBJEKTIVE UND OBJEKTIVE DIAGNOSE

Auch wenn die von innen gewachsene, sich auf die Ähnlichkeit zur Mononukleose berufende, subjektive diagnostische Sicht die Kollektion zusammenhangloser Symptome in einen gewissen Zusammenhang brachte, so löste sie die innerlich empfundene Spannung dennoch nicht völlig auf, da es sich noch nicht um eine definitive Diagnose handelte, sondern um eine Hypothese, die sich auf ein Klasse von Krankheiten, die der Viruserkrankungen, bezog.

Dennoch spiegelte diese Sicht einen Unterschied zur klassischen Asthma-Diagnose wider und zudem auch ein In-Frage-Stellen ärztlicher Autorität. Allerdings fehlte der auf dem Weg eines subjektiven Erkenntnisprozesses gewonenen Diagnose die objektive Verifizierung. Denn wenn eine ärztlicherseits und somit von außen auf eine Krankheit angewandte Diagnose mit dem Attribut 'objektiv' bedacht wird, so verbirgt sich hier gewiss auch eine implizite Wertung, die dem Objektiven einen höheren Rang zugesteht.

Die Ironie bestand jedoch darin, dass die Objektivität – wie die Entwicklung zeigte – sich bei genauerer Betrachtung im Fall meiner Erkrankung nicht gerade leicht tat, da die anfänglich gefällten, objektiven Diagnosen durchaus nicht eindeutig waren, wenn ich von dem einen Fall absehe, in dem mir ein ganzer Fächer an diagnostischen Möglichkeiten angeboten wurde. Gewiss wäre es denkbar, dass die Krankheit ein chamäleonartiges Verhalten an den Tag legte, so dass sie sich bei jeder ärztlichen Konsultation veränderte oder verstellte. Wahrscheinlicher ist jedoch, dass die Krankheit durchweg die gleiche blieb, ohne jedoch als solche korrekt identifiziert zu werden.

Hieraus ließ sich die Schlussfolgerung ziehen, dass es den in der Anfangsphase an mich herangetragenen, vermeintlich objektiven Diagnosen an Überzeugungskraft mangelte, da auch sie letztlich objektiv nicht bewiesen waren. Im Unterschied hierzu war die subjektive diagnostische Sicht nicht völlig auf Sand gebaut, da ihr die Basis einer vorhergehenden, analogen Krankheitserfahrung, nämlich die der Mononukleose, zugrunde lag. Die Etikettierung als eingebildeter Kranker illustriert, in welchem Maß sich eine als objektiv deklarierte Diagnose und die an sie gekoppelte Abwertung des Kranken als ein Bumerang entpuppen können.

Hier befindet sich der Kranke in einer vermutlich historisch geprägten Abhängigkeit von einer Gesundheitsdoktrin, die seine subjektive Sicht der Krankheit als nur eingeschränkt für wirklich betrachtet oder gar als unwirklich ablehnt, solange sie nicht das Ritual der diagnostischen Objektivierung erfolgreich absolviert hat. Insofern legt im hier geschilderten Fall das Chronische Erschöpfungssyndrom den Finger auf eine Schwachstelle des Arzt-Patienten-Verhältnisses. Das Erkennen einer Krankheit ist nicht nur eine Frage ärztlichen Wissens und medizinischer Kompetenz, sondern auch davon abhängig, in welchem Maß einem Kranken Glauben geschenkt wird.

4.6
DAS GESCHENK DER ÄUßEREN DIAGNOSE

Nach dem Erkennen der Ähnlichkeiten zwischen der Mononukleose und dem Chronischen Erschöpfungssyndrom schien der Erkenntnisprozess zu stagnieren. Erst aus dem Rückblick sollte mir bewusst werden, dass dieser Eindruck oberflächlich war. Denn obgleich sich über mehrere Monate hinweg keine neuen Erkenntnisse einstellten, differenzierte sich die Wahrnehmung der erlebten Krankheitsphänomene, so dass meine Hoffnung wuchs, vielleicht zu einem gegebenen, noch in der Ferne liegenden Zeitpunkt, die zutreffende Diagnose zu erfahren.

Dies geschah, wie ich beschrieben habe, dann auch tatsächlich, wobei die wie der Schlüssel ins Schloss passende Diagnose bemerkenswerterweise nicht von einer ärztlichen Instanz, sondern von einer Laiin an mich herangetragen wurde. Dass ich in einem Anflug von Begriffsstutzigkeit die Signifikanz der neuen Diagnose nicht unmittelbar begriff, habe ich dargestellt. Als ich sie jedoch begriff, vollzog sich der Erkenntnisprozess in einer Art und Weise, die eine nähere Betrachtung verdient.

Zunächst war die Blitzartigkeit des Erkennens der Übereinstimmung zwischen der von außen herangetragenen Diagnose des Chronischen Erschöpfungssyndroms und der Palette von Krankheitsbeschwerden und Symptomen hervorstechend. Diese Blitzartigkeit, die von einem tiefen Gefühl des Verstandenwerdens und Verstehens getragen wurde, verwunderte, ja, verblüffte mich geradezu und entwand der Krankheit die Aura der Rätselhaftigkeit.

Das Erleben der Blitzartigkeit beruhte darauf, dass eine verwirrend zusammengewürfelte Kollektion von Krankheitsbeschwerden und Symptomen sowie ein Begriff, nämlich der der Diagnose des Chronischen Erschöpfungssyndroms, in einer Übereinstimmung erlebt wurden. Zwar beinhaltete die Diagnose des Chronischen Erschöpfungssyndroms noch keine kausale Erklärung für die zugrunde liegende Ursache der Erkrankung, ähnlich wie auch die Diagnose einer Tuberkulose vor Robert Kochs Entdeckung des Tuberkelbazillus noch keine ursächliche Erklärung für diese gefürchtete Erkrankung beinhaltete. Die Diagnose des Chronischen Erschöpfungssyndroms bot jedoch einen begrifflichen Rahmen, in dem alle von mir erlebten Beschwerden und Symptome beherbergt werden konnten.

Dies blieb nicht ohne spürbare Folgen, da sich die nun einstellende Zunahme an Beruhigung sehr spürbar von dem persistierenden Unbehagen und der Unruhe unterschied, die ich im Zusammenhang mit der Diagnosestellung des klassischen Asthmas erlebt hatte, wobei mich nicht die Empfindung verließ, als würde die von mir erlebte Krankheitswirklichkeit in ein diagnostisches Prokrustesbett gezwängt. Das, was ich als 'Diagnose-Schmerz' bezeichnen möchte und erlebte, bezog sich nicht auf die Krankheit an sich, sondern darauf, dass ihr eine falsche Namensgebung zuteil wurde, die dazu führte, dass ein Teil meiner Krankheitswirklichkeit herausgeschnitten und somit für nicht-existent deklariert wurde.

Das Herstellen eines Zusammenhangs zwischen den von mir erlebten, krankheitsgeprägten Erscheinungsformen an Beschwerden und Symptomen und der begrifflichen Kategorie der Diagnose stellte in seinem Wesen einen Erkenntnissprung dar. Erst im Herbst 1994 wurde mir bewusst, dass die Phänomenologie dieses Erkenntnissprungs die gleiche war, wie ich sie bei vielen Gelegenheiten anhand der Erhellungserscheinungen erlebt hatte und in *Licht in den Ozean des Unbewussten* eingehend beschrieben habe.

Denn das, was sich im Prozess des Erkennens der Diagnose abspielte, ließ sich als eine Transformation eines zusammenhanglosen, ungeordneten Zustands in einen geordneten Zustand beschreiben, da das Erleben eines Spektrums von Krankheitsbeschwerden und Symptomen einem ungeordneten Zustand glich, in dem die einzelnen Beschwerden und Symptome wie zusammenhanglose Bausteine im Raum der inneren Krankheitserfahrung standen, ohne dass ich sie in eine umfassende Ordnung zu bringen vermocht hätte.

Erst die Gunst des glücklichen Zufalls der Mitteilung der korrekten Diagnose trug eben jenen Begriff des Chronischen Erschöpfungssyndroms an mich heran, der mit Zauberhand die ungeordnet im Raum stehenden Bausteine in einen inneren Zusammenhang brachte und mich hierduch mit dem Gefühl des Verstehens beschenkte. Denn Verstehen, so hatten mich die Erhellungserscheinungen gelehrt, beruhte auf dem Erkennen eines tiefen Zusammenhangs zwischen bis dahin zusammenhanglos erscheinenden Elementen der Erfahrung.

Die Struktur der Verstehenssprünge, wie ich sie in *Licht in den Ozean des Unbewussten* beschrieben habe, wies eine weitere Besonderheit auf. Jeder Verstehenssprung ließ auch den Entwicklungsweg, der bis zu dem Verstehenssprung geführt hatte, transparent werden, ein Prozess, der dem eines Wanderers vergleichbar ist, der erst nach dem Erreichen einer Anhöhe die Schlängelungen des zurückgelegten Weges zu überblicken vermag. Erst der Verstehenssprung in die Diagnose des Chronischen Erschöpfungssyndroms ließ mich die sich bis dahin abspielenden Suchbewegungen und Erkenntnisschritte differenziert erfassen. Somit öffnete der Erkenntnissprung in die Diagnose des

Chronischen Erschöpfungssyndroms – obgleich es sich zum damaligen Zeitpunkt noch nicht um eine ärztlich autorisierte Diagnose handelte – auch den Blick auf den davor liegenden Entwicklungsweg in die Diagnose.

Ich habe beschrieben, wie sich mir erstmals im Herbst 1993 die Analogie zwischen dem Chronischen Erschöpfungssyndrom und der Mononukleose aufdrängte, was mir dazu verhalf, meine Erkrankung im Sinn einer Viruserkrankung einzuordnen. Jetzt, nachdem die Klärung der Diagnose der Erkrankung vor Augen lag, intensivierte sich auch das Bewusstsein der Analogie zwischen dem Chronischen Erschöpfungssyndrom und der Mononukleose.

Zunächst war die Art und Weise, wie sich dieses Bewusstsein verdichtete, auffallend. Denn während sich das Erfassen der Ähnlichkeiten zwischen beiden Erkrankungen noch im November 1993 auf einer vornehmlich gedanklich abstrakten Ebene abspielte, schob es sich jetzt in Form visueller Gebilde in das Bewusstsein, die mich an die Aufreihung der in *Licht in den Ozean des Unbewussten* beschriebenen sogenannten Zinnsoldaten erinnerten, die die lineare Anordnung einer Serie von Artikeln verkörperten.

Was sich nun auf meinem inneren Wahrnehmungsschirm abzeichnete, war eine größere, rundlich geformte, an eine Hügelkuppe erinnernde Masse, die leicht nach links oben verschoben angeordnet war. Die Besonderheit dieser unerwartet aufgetauchten, visuellen Erscheinungsform beruhte jedoch nicht nur auf dem Bild an sich, sondern auf seinem Bedeutungsinhalt, der sich mir unmittelbar aufdrängte, und zwar im Sinn einer Transformation bildlicher Wahrnehmung in einen verbalen Inhalt, der mir zu verstehen gab, dass dieses Bild der rundlich geformten Masse in visueller Form die über ein Jahrzehnt vor dem Chronischen Erschöpfungssyndrom erlittene Mononukleose verkörperte.

Hiermit jedoch nicht genug: Rechts vorne auf dem Bildschirm der inneren Wahrnehmung zeichnete sich nun eine zweite, ähnlich rundlich hügelförmig gestaltete, visuelle Erscheinungsform ab, deren Bedeutung sich mir ebenso zügig erschloss, ohne dass ich hierüber hätte nachdenken müssen. Auch diese Erscheinungsform verkörperte eine Krankheit, und zwar das Chronische Erschöpfungssyndrom.

Die Mononukleose im Raum der inneren Wahrnehmung in dieser Form repräsentiert zu sehen, war für mich zweifellos neu. Neu war zudem, die Erinnerung an diese, schon mehr als ein Jahrzehnt zuvor durchmachte Krankheit in überraschend heftiger Intensität wiederzuerleben. Als sei im Inneren der Hügelformation das Erleben der Mononukleose in komprimierter Form gespeichert, erlebte ich die Wirklichkeit der damaligen Erkrankung in einer Dichte, als stünde plötzlich sie, die Mononukleose, und nicht das Chronische Erschöpfungssyndrom im Vordergrund der Bewältigung.

Als würde ein Vorhang zur Seite gezogen, sah ich mich wieder im Griff der damaligen, mononukleose-bedingten, starken Erschöpfung, der körperlichen Schwäche, der lange reduzierten Leistungskraft und der so typischen emotionalen Fragilität – eine Verfassung, die mich an zerbrechliches Porzellan erinnerte. Ich sah mich zu der Einsicht bewegt, dass sich erst jetzt, mehr als zehn Jahre nach dem Überwinden der damaligen Mononukleose, das Tor meines Bewusstseins für die wirkliche Dimension des Erlebens dieser Krankheit öffnete. Mehr als ein Jahr nach dem Beginn des Chronischen Erschöpfungssyndroms tauchte die offensichtlich nicht völlig abgeschlossene Verarbeitung der Mononukleose im Bewusstsein auf.

Als seien diese beiden Bilder nicht genug, zeichneten sich nun auch die Umrisse eines dritten Hügels ähnlichen Zuschnitts auf meinem inneren Bildschirm ab, der noch weiter nach links oben und hinten verschoben abgebildet war, und zwar in Verlängerung einer die Hügel der Mononukleose und des Chronischen Erschöpfungssyndroms verbindenden geraden Linie. Auch dieser Hügel symbolisierte eine Krankheit, deren analoge Klassifizierung offensichtlich das Ergebnis von längeren Erkenntnisprozessen war.

Ich war bislang nicht davon ausgegangen, dass es sich bei der Belastungsphase, die mir zu Beginn meiner Studentenzeit widerfuhr, um eine Krankheit gehandelt haben könnte. In eine lineare Reihe mit den beiden anderen Erkrankungen gesetzt, kam jedoch erstmals die Hypothese auf, dass es sich bei dem damals erlebten Leistungsabfall und der angeschlagenen Gemütsverfassung vielleicht weniger um eine studentische Adaptationsschwierigkeit als um eine virale Erkrankung gehandelt haben könnte.

Eine von mir als stimmig empfundene Diagnose mochte eine Kleinigkeit darstellen und eine inkorrekte Diagnose keines allzu großen Aufhebens wert sein. Für mich stellte die korrekte Diagnose jedoch ein entscheidendes Ordnungsinstrument dar, um die äußere wie auch die innere krankheitsbehaftete Wirklichkeit zu strukturieren. Zudem erlebte ich es als eine Ermutigung, dass sich Denkprozesse selbst in einer die Gedanken ermüdenden, ja, buchstäblich umnachtenden Krankheit nicht vollständig einschläfern ließen und es nicht aufgaben, eine begreifbare, ursächliche Erklärung für die von der Krankheit geschaffene, veränderte Wirklichkeit zu formen.

Die Wirkung der korrekten Diagnosestellung des Chronischen Erschöpfungssyndroms war so nachhaltig, dass sie auch zu einem neuen Bewusstwerden der Dimensionen von Krankheit und Gesundheit und des unablässig zwischen ihnen bestehenden Tauziehens führte. Diesen Erkenntnisgewinn hatte ich wohl nur auf dem Weg eigener Erfahrungen erringen können.

4.7
DIAGNOSE UND FEHLDIAGNOSE

Neben dem Verlangen, meine Gesundheit wiederzugewinnen, bewegte mich während der Krankheit ein ausgesprochenes Bedürfnis, die korrekte Diagnose in Erfahrung zu bringen. Zweifellos hätte ich diesbezüglich eine Indifferenz an den Tag legen können. Dies gelang mir jedoch nicht, da mich die Suche nach der wahren Natur der Erkrankung umtrieb, wobei ich mir lange nicht den Kopf darüber zerbrach, warum mir in einem solchen Maß an einer diagnostischen Klärung gelegen war.

Natürlich vermittelt erst die korrekte Diagnose schlüssige Hinweise für die Formulierung der therapeutischen Strategie und der Prognose – beides Aspekte, die für den weiteren Verlauf und die Einschätzung einer Erkrankung von erheblicher Bedeutung sind. So beobachtete ich, dass die Entdeckung der korrekten Diagnose im Sinn des Chronischen Erschöpfungssyndroms –

unbesehen des Schweregrads dieser Diagnose – zu einer Erleichterung und einem Nachlassen innerer Spannung führte.

Dies beruhte auf einem Gefühl der Stimmigkeit, dass die objektive Erkenntnis und die subjektive Erkenntnis die bis dahin zwischen ihnen bestehende Kluft überwunden hatten – im Unterschied zu dem Gefühl der Unstimmigkeit, das sich als Unbehagen und Zweifel über die bestehende Dissonanz zwischen mir von außen aufoktroyierten Diagnosen und von mir selbst wahrgenommenen Krankheitsfacetten manifestierte, die durch immer neu aufflackernde Zweifel genährt wurde. Das Erleben der Unstimmigkeit erinnerte mich an das Anhören der Brandenburgischen Konzerte bei einer falschen Umdrehungsgeschwindigkeit der Schallplatte. Schrill, verzerrt und irritierend war die Empfindung, wenn ich eine mir von außen übergestülpte Diagnose nicht als synchron mit den Schwingungen der eigenen Wahrnehmung erlebte.

Das Erleben der Unstimmigkeit hatte weitere, tiefer gehende Auswirkungen, da dem Überstülpen einer unstimmigen Diagnose etwas Forciertes, ja, Gewaltsames anhaftete. Es erinnerte mich an das Prokrustesbett, durch das ein Mensch zum Opfer einer rücksichtslosen Tortur wird. Ich fühlte mich unterdrückt, von oben herab behandelt, hinter die Gitter einer diagnostischen Zuschreibung gesperrt und gleichzeitig mit Oberflächlichkeiten abgefüttert. Das Vorbringen von Fragen oder Argumenten schien keine Rolle mehr zu spielen, wenn der Riegel der kategorisierenden diagnostischen Zuschreibung vorgeschoben wurde. Es war sinnlos, sich aufzulehnen und doch wurde ein tief empfundenes Gefühl des Nichtverstandenwerdens ausgelöst.

Während sich im Zuge der Entdeckung der stimmigen Diagnose des Chronischen Erschöpfungssyndroms die Zusammenhänge in der Helligkeit einer inneren Ordnung darstellten, fehlten Klarheit und Transparenz, solange die Unstimmigkeit vorherrschte. Es herrschte eine Dunkelheit und Verwirrung, ein Zerrissensein zwischen dem Druck der äußeren Diagnose und der Einsamkeit der eigenen Empfindung. Zwar stellte bis zum Frühjahr 1994 jede gefällte Diagnose eine medizinische Diagnose dar, aber jede dieser Diagnosen – mit Ausnahme der Diagnose der Depression – war gleichzeitig auch Salz in die Wunde, die zwischen der von außen diktierten Diagnose und dem inneren Gefühl der Unstimmigkeit bezüglich dieser Diagnose klaffte. Es war, als würde mir ein diagnostisches Schild umgehängt werden, auf dem ein falscher Name stand. Wenn die mich bestimmende Krankheitswirklichkeit nicht oder nur teilweise wahrgenommen wurde, dann existierte auch ich als Kranker nur als ein ausschnitthaft und schemenhaft wahrgenommener Fall.

Dunkelheit herrschte über dem Abgrund des Nichtverstandenwerdens. Auf die Landschaft des Verstandenwerdens fiel das Licht.

4.8
KRANKHEIT UND KINDHEIT.
DIE ANALOGIE DES NICHTVERSTANDENWERDENS

Des Öfteren waren im Zuge der Krankheit die Gedanken und Gefühle in die Welt der Kindheit zurückgekehrt. Der Keuchhusten beispielsweise war eines der biografischen Ereignisse, die das Netz der Zusammenhänge zwischen der Gegenwart und der Kindheit enger zusammenschnürten. Auch der große, existenzielle Rahmen der jetzigen Krankheit, die mich wie eine hilflose Kugel aus der Unabhängigkeit eines erwachsenen Mannes auf den stillen, im Schatten des Lebens liegenden Hinterhof von Abhängigkeiten gerollt hatte, wies Parallelen zur Kindheit auf.

Denn in der Bekümmerung um meinen Körper hatte ich einen Teil meiner Souveränität in die Hände von Ärzten legen müssen. Mehr als sonst war ich auf die mildtätige Gabe des Mitgefühls, auf die schiere Geduld und den guten Willen anderer angewiesen. Die Krankheit erzwang eine innere Umstellung von mir, die mir, dem unheilbar Eigensinnigen, alles andere als leicht fiel. Denn auf der sogenannten Höhe des Lebens war ich die evolutionäre Leiter rückwärts heruntergefallen und hart auf der Bettkante einer erschöpfenden Krankheit aufgeschlagen.

Erst im Spätherbst 1994 wurde ich mir einer weiteren, tiefer gehenden Analogie zwischen der durch die Krankheit erzwungenen Tour de Force und der Reise durch meine Kindheit bewusst, die die Dimension der Konfrontation mit neuen Wirklichkeiten betraf. Denn wie erwachsen auch immer ich sein wollte und was auch immer mir an medizinischem Wissen zur Verfügung stand – oder eben nicht – vermochte nicht darüber hinwegzutäuschen, dass die Krankheit, das Chronische Erschöpfungssyndrom, ein für mich in dieser Form, in dieser Dimension und Tragweite noch nie erlebtes, existenzielles Novum darstellte. Die besonderen Umstände der Machtergreifung des Chronischen Erschöpfungssyndroms über meinen Körper trugen das ihrige dazu bei, mir den Szenenwechsel an Wirklichkeiten vor Augen zu führen. Somit verwandelte mich die Krankheit nicht nur in einen Leidenden. In ihrer unerfindlichen Denkungsart erkor sie mich auch zu dem Zeugen eines Geschehens, hinter dessen grauem Theatervorhang sich die Gedanken bemühten, ein Verstehen zu gewinnen.

In eine vergleichbare Doppelrolle von intensivem Überflutetwerden und Beobachterrolle hatten mich schon in den Jahren vor dem Ausbruch des Chronischen Erschöpfungssyndroms die Erhellungserscheinungen gebracht, in deren gleißendem Licht neue, ungeahnte, bildliche Wahrnehmungen auf die Landschaft der Innenwelt geworfen worden waren und somit eine neue Wirklichkeit geschaffen wurde, ohne dass eine willentliche Einflussnahme zur Geltung gekommen wäre. Die Beobachterrolle versetzte mich in die Rolle eines Zeugnis ablegenden Protokollanten, dessen Aufgabe es war, die denkwürdigen Erhellungserscheinungen zu Papier zu bringen.

Auf diesem Hintergrund schob sich die Analogie zu der in der Ferne zurückliegenden Kindheit in das Bewusssein, deren Grunderleben sich dadurch auszeichnete, wie ein Blatt im Wind von Jahr zu Jahr vorwärts getragen zu werden, ohne dies willentlich zu beeinflussen zu vermögen. Das Erkennen der Analogie, die zwischen den durch die Erhellungserscheinungen ins Bewusstsein geschwemmten Prozessen und der Kindheit bestand, inspirierte den Gedanken einer weiteren Analogie, nämlich derjenigen zwischen dem Krankheitsgeschehen und der Kindheit. Denn ein Kind sieht sich – in noch viel dramatischerem Umfang als ein Erwachsener – vor die Herausforderung gestellt, stetig neuen und oft genug schier überwältigend neuen Wirklichkeiten zu begegnen, ins Auge zu sehen, und, soweit dies möglich ist, diese zu begreifen und in einem schrittweisen Integrationsprozess zu immanenten Strukturen heranwachsen zu lassen.

Dies illustriert ein Traum, ein sogenannter Denktraum, den ich in den Kapiteln 1.3.4 und 2.2.9 in *Licht in den Ozean des Unbewussten* beschrieben habe. Aus diesem, sich anfänglich in einer intensiv sinnlichen, ja, geradezu magischen Art und Weise darstellenden Traum kristallierten sich erst im Verlauf mehrerer Jahre tiefere, diesem Traum zugrunde liegende Denkstrukturen heraus, was mir wiederum das Instrumentarium in die Hand gab, Phänomene der Innen- wie auch der Außenwelt in einem neuen Licht zu sehen und zu begreifen.

Ähnliches war im Verlauf des Chronischen Erschöpfungssyndroms geschehen, da sich auch hier aus dem Gebilde einer diffusen Vorahnung, die ich in Kapitel 1.7 *Franz Kafkas Tuberkulose* beschrieben habe, der Entwicklungsweg zu einer begreifbaren Diagnose entfaltete – auch wenn dessen krönendes Ziel der Diagnose als Zufallsgeschenk von einer Nicht-Medizinerin angeboten wurde.

Da ich auch die Empfindungen registrierte, die sich einstellten, wenn ich mich in der Wirklichkeit meiner Krankheit aufgrund der Unstimmigkeit zwischen der äußeren und inneren Diagnose nicht gesehen, geglaubt, dechiffriert, verstanden und behandelt fühlte – die zwischen dem Gefühl des Verstanden- und Nichtverstandenwerdens verlaufende Grenzlinie war für mich jedoch jeweils gefühlsmäßig spürbar, und manchmal so deutlich wie es der Unterschied zwischen Helligkeit und Dunkel mit sich bringt –, drängte sich in einer weit ausholenden Gedankenschleife ein weiterer Bezug zur Kindheit auf, der in die Frage mündete: Was widerfährt einem Kind, wenn es sich in dem, was sich in seiner Innenwelt abspielt, nicht erfüllt, verstanden und sinngerecht behandelt fühlt?

Gewiss war das Auftreten einer Stimmigkeit zwischen innerer Wirklichkeit und einer von außen herangetragenen Diagnose noch keine ausreichende Garantie für die korrekte Diagnose, obgleich ihr Fehlen ein starkes Indiz für das Vorliegen einer nichtzutreffenden Diagnose darstellte. Die Stimmigkeit war jedoch die wärmende Hülle der Akzeptanz meiner von Krankheit überschatteten Wirklichkeit und sie war der kostbare Nährboden für Vertrauen und Zuversicht. Das kommunikative Seil des auf Empathie treffenden Mitteilens zog mich wieder näher an das Land der Mitmenschen und verlieh solchen Begegnungen jene Unterstützung, die ich im Ansturm der von der Krankheit veränderten Wirklichkeit so lange entbehrt hatte. Hier öffnete sich wieder der Kelch der Hoffnung, nachdem ich Monate im Strom des Nichtverstandenwerdens dahingetrieben war.

Hier zeichnete sich eine Parallele zu der existenziellen Situation eines Kindes, das sich im Grenzland zwischen innerer und äußerer Wirklichkeit verloren fühlt. Wie wird es ihm ergehen, wenn die Bezugsfiguren der Außenwelt diesem um ein Begreifen ringenden Wesen nicht behilflich sind, die Rätsel der Außenwelt zu entziffern, geschweige denn die Verwirrungen und Verirrungen der Innenwelt? Wie soll es lernen, in die Wirklichkeit, die Aussagekraft, die Verläßlichkeit, die Vielschichtigkeit der Innenwelt Vertrauen zu fassen, wenn es keine Verstehenshilfe von der Außenwelt erhält? Wie soll es eine Zuwendung zu dem sich über seinem Bewusstsein wölbenden Kosmos der Innenwelt erlernen, wenn dessen Sternbilder immer und immer wieder als Einbildungen abgelehnt werden und die Milchstraße als ein Irrweg? Wie soll es angesichts der Übermacht der äußeren Opposition nicht langsam an den Wahrnehmungen der Innenwelt zweifeln, ja, verzweifeln und schließlich wie ein ruderloses Boot in einem Strom dahintreiben?

In diesen durch mangelnde Wahrnehmungsempfindlichkeit, wenn nicht Blindheit, und durch mangelnde Achtung seitens der Außenwelt aufsprießenden Zweifeln an den Erscheinungen der Innenwelt sehe ich die Analogie zwischen dem schicksalhaften Drama einer in Nichtverstehen getränkten Kindheit und meinem Krankheitserleben. Hier, so scheint es, lauert die große Gefahr der Kindheit, das Gefühl der Anbindung an die Echtheit des Erlebnispanoramas der eigenen Innenwelt zu schwächen oder gar zu verlieren, so dass im Gehäuse der eigenen Persönlichkeit eine Fremdheit zur eigenen Innenwelt heranwächst und sich ein Kreuzweg vom Zweifel zur Verzweiflung in die verstörte Innenlandschaft eingräbt.

Vielleicht mag die angedeutete Parallele zur Kindheit spekulativ anmuten. Aber ich habe sehr deutlich empfinden können, worin die für mich wirkungsvollste Bewältigungshilfe für meine Krankheit bestand. Ermuntern, wohlgemeintes Trösten, zündender Optimismus blieben letztlich ein Tanz auf der Oberfläche, sofern nicht das Kriterium der Anerkennung der von mir erlebten inneren Wirklichkeit zumindest ansatzweise erfüllt war. Erst wenn mir die Signale meines

Gegenübers vermittelten, dass sie oder er ein tiefer gehendes Verstehen darum besaß, wie es um mich wirklich bestellt war, entstand in mir jene nicht durch den Willen beeinflussbare Resonanz des Verstandenwerdens, die wie ein magischer Klang durch die Saiten des Bewusstseins schwingt.

Dies mag konventionellen Auffassungen widersprechen, die davon ausgehen, Patienten gegebenenfalls von der Teilnahme am medizinischen Erkenntnisprozess fernzuhalten, um sie vor Wahrheiten zu schonen, weil sie vielleicht ohnehin kaum belastbar seien – was hier und da eine berechtigte Haltung sein mag. Ich jedoch, der ich ohnehin mit der Wirklichkeit einer belastenden Situation konfrontiert war, kann nicht umhin zu sagen, dass mir die von der Außenwelt signalisierte Wahrnehmung eben dieser ungeschminkten Wirklichkeit der Diagnose des Chronischen Erschöpfungssyndroms ungeheuer wichtig war. Sie war wichtig, wenn nicht von fundamentaler Bedeutung, um mich auch trotz der kranken Wirklichkeit wahrgenommen und akzeptiert zu fühlen. Wie bedrückend die Lage auch anmuten mochte: In der Anerkennung ihrer Wahrheit lag die Chance eines Ausbruchs aus dem Kessel der Krankheit.

Entwicklung ist das die Kindheit dominierende Thema. Dass diese Entwicklung der unterstützenden Begleitung von Außen bedarf, um die Strukturen der kindlichen Innenwelt im Prozess des Heranwachsens liebevoll-wohlwollend anzuregen, zu ermuntern und zu fördern, ist eine existenzielle Voraussetzung, um die innere Wirklichkeit von Kindern auch wahrzunehmen. Wer den heranwachsenden Körper eines Kindes schon mit Sandsäcken oder Gewehren belastet, darf sich über die Spätfolgen nicht wundern. Nicht anders ist es um das zarte Gefüge der Seele bestellt.

Dies bedeutet nicht, dass die Aufgabe der Dechiffrierung der in der kindlichen Innenwelt ablaufenden Dynamik leicht oder gar perfekt zu handhaben sei. Sie beinhaltet ein langes und stets für Neuigkeiten aufgeschlossenes, feinkalibriertes Begleiten einer zwei Jahrzehnte überspannenden Entwicklung. Aber je mehr diesem Bemühen der Erfolg vergönnt ist, desto weniger wird die/ der spätere Erwachsene von dem bohrenden Gefühl des Nichtwahrgenommen- und Nichtverstandenwordenseins auf dem Lebensweg begleitet und beschwert werden.

So sandte das, was ich im Rahmen des Chronischen Erschöpfungssyndroms erlebte, seine Wellen weit über die Furchen der Gegenwart aus und vermittelte mir eine Ahnung für die Dimension des Dramas, das sich im Zuge von Nichtverstandenwerden in der Kindheit einstanzt, wobei Nichtgesehenwerden, Nichtgehörtwerden, Nichtberührtwerden die Mitspieler in dieser schrillen Entfremdungsband des Nichtwahrgenommenwerdens darstellen. Wenn ich mich schon als Erwachsener durch das völlige oder partielle Nichtwahrgenommenwerden in meiner Krankheit verstört fühlte, wie mochte es dann einem Kind gehen, dessen Alltag hiervon beherrscht ist?

Wie viele Beispiele von Kindern, die in ihren Empfindungen, ihren Gefühlen, ihren Ängsten, in ihrer Sicht der Welt nicht gesehen, nicht gehört, nicht ernst genommen und verstanden werden, spielen sich alltäglich und tausendfach hinter dem Vorhang der Selbstverständlichkeit, der Alltäglichkeit, der Gedankenlosigkeit und immer noch zu oft hinter jenem Kult der autoritären Erziehung ab, auf dessen Altar schon Unzählige geopfert worden sind?

'Unsichtbar und verheerend' ist nicht nur das Chronische Erschöpfungssyndrom, wie es in einem Artikel bezeichnet wurde. Dies ist auch eine angemessene Charakterisierung für die Lebenssituation von Kindern, die in einer unsichtbaren Apokalypse des Nichtwahrgenommenwerdens aufzuwachsen verurteilt sind.

Wenn ein Kranker, dem nicht geglaubt und der nicht verstanden wird, einem auf dem Meer umhertreibenden Schiffbrüchigen vergleichbar ist, so wird es einem Kind, dessen innere Wirklichkeit nicht wahrgenommen wird, nicht anders ergehen. In diesem so frühen Alleingelassenwerden, um das Geschenk des Verstandenwerdens gebracht, in dem mangelnden Angebot, eine Brücke der Stimmigkeit zwischen äußerem und inneren Erleben aufzubauen, haben der eingebildete Kranke und das nicht wahrgenommene Kind eines gemeinsam: Das Wissen, dass es die Wüste nicht nur in der Außenwelt gibt, sondern auch die die stille Klagemauer der Innenwelt umgebende Wüste des Nichtverstandenwerdens.

TEIL 5

DAS RINGEN EINES JAHRZEHNTS

„Sei endlich still, Sancho, du weißt doch, Ruhe und Rückzug werden ein Jahr nicht überschreiten, wonach ich wieder meines ehrenvollen Amtes walten werde.“

Miguel de Cervantes Saavedra, Don Quijote I, 61

5
„WER SPRICHT VON SIEGEN. ÜBERSTEHN IST ALLES."

Rainer Maria Rilke

5.1
HINHALTEN UND HINTERHALTE DES GEGENSPIELERS

Auch wenn mich die letzte Begegnung mit dem herausragenden Arzt für Lungenheilkunde zuversichtlich gestimmt und mir das Gefühl vermittelt hatte, als würde das Chronische Erschöpfungssyndrom vielleicht langsam seine Krallen einziehen, um von mir abzulassen und mir die Möglichkeit zu gewähren, den Faden der Lebensgestaltung mit Blick in die Zukunft wieder in die Hand zu nehmen, so hatte ich die Machtspiele des Gegners, des Chronischen Erschöpfungssyndroms, nur unzureichend durchschaut.

Auch wenn einige Ärzte die Prognose geäußert hatten, dass ich innerhalb einiger Monate wieder in der Lage sein würde, meine Tätigkeit wiederaufzunehmen, und auch wenn der Psychiater mir in ähnlichem Sinn zu verstehen gegeben hatte, ich könne von einer Wiederherstellung meiner Gesundheit ausgehen, obwohl er sich hinsichtlich des zeitlichen Rahmens nicht festlegte, so zeigte die nachfolgende Entwicklung, dass das, was ich als Aufwärtstrend empfunden hatte, in einen Zustand der Stagnation überging – eine Pattsituation, in welcher sich die Krankheit geschickt aus der unmittelbaren Nähe zurückzuziehen schien, ohne mich jedoch aus ihrem Blickfeld zu entlassen.

Meine Hoffnung, mich durch ein beherztes Vorpreschen dem Blick der mich argwöhnisch aus der Ferne beobachtenden Krankheit entziehen zu können, sollte bald enttäuscht werden. Der Versuch, zur Jahreswende 1994/95 meine klinische Tätigkeit wieder aufzunehmen, führt bald zu der Einsicht, dass mir die Krankheit diesen eigensinnigen Schritt nicht verzeiht. Kurzentschlossen zieht sie mich an der langen Leine ihrer Macht wieder in den Bannkreis der Erschöpfung.

Um mir mit Nachdruck vor Augen zu führen, dass einseitige willentliche Entscheidungen meinerseits bei der Krankheit nicht auf Sympathie stoßen, lässt sie keinen Zweifel daran, dass an eine Wiederaufnahme meiner klinischen Tätigkeit in absehbarer Zeit nicht zu denken ist. Und um mir vor Augen zu führen, wie sehr die Krankheit die Fäden in der Hand hält, lässt sie mich zudem zu der Einsicht kommen, dass es sinnlos sei, meine Praxisräume weiterhin aufrechtzuerhalten. Ohne viel Aufhebens entzieht sie mir somit das, was ich als eine wichtige Grundlage meines Berufslebens betrachte. Die Krankheit versteht es, sehr geschickt das Schweigen, das Mich-Warten-Lassen, das die Zeit-in-die-Länge-Ziehen und die Verunsicherung als subtile Instrumente einzusetzen, um mich auf die imaginäre Folter zu spannen, denn wahre Folterinstrumente einzusetzen – hierzu ist sie sich zu fein.

Eines Tages erfahre ich, dass offensichtlich nur ein Drittel der an dem Chronischen Erschöpfungssyndrom Erkrankten wieder vollständig genesen würden. Ein weiteres Drittel würde in einem Zustand einer Halbgenesung verharren und das letzte Drittel würde für den Rest des Lebens im Gefängnis des Chronischen Erschöpfungssyndroms eingesperrt bleiben müssen. Aber welchem Drittel würde ich mich zurechnen können, sollen, dürfen, müssen?

Die Krankheit hüllt sich in Schweigen.

5.2

BEHANDLUNG UND SELBST-BEHANDLUNG

So sehr in dem vorangehend beschriebenen Zeitraum das Ringen um das Erkennen der Natur der Erkrankung im Vordergrund gestanden hatte, so verschoben sich die Gewichte, nachdem die Diagnose gestellt worden war, in Richtung der Behandlung. Da der Schwerpunkt meines Buches darin liegt, den Weg bis zur Diagnosefindung zu beschreiben, und weil es aus der Sicht meines damaligen Erlebens nicht so war, dass ich – ähnlich wie im Fall der Mononukleose – in den Genuss einer Behandlung gekommen wäre, die mich zügig wieder in den Gesundheitszustand lanciert hätte, wie es beispielsweise bei manchen Infektionskrankheiten geschieht, sehe ich mich nicht in der Lage, eine tiefer gehende Bewertung der Behandlungsformen, die ich erlebte, darzustellen.

Aus damaliger Sicht schien mir das prinzipielle Problem einer Behandlung darin zu liegen – und dies ist in der Geschichte der Medizin bis heute kein Einzelfall –, dass ein umfassendes Verständnis der dem Chronischen Erschöpfungssyndrom zugrunde liegenden, pathologischen, vermutlich neuro-pathologischen und möglicherweise neuronal-synaptischen Ursachen noch fehlte, und dass es daher auch keine für diese Pathologie zugeschnittene kausale Therapie gab.

Eine depressive Verstimmung war, wie ich ausgeführt habe, in meinem Erleben deutlich spürbar. Es war jedoch in meinem Erleben ebenfalls deutlich, dass die Depression nicht das primäre Problem darstellte, sondern die überragende Intensität der chronisch-persistierenden Erschöpfung. Auf diesem Hintergrund ist es für mich letztlich nicht überraschend, dass – mich nur auf mein Erleben beziehend, und ohne eventuellen, das Gegenteil zeigenden Berichten widersprechen zu wollen – die Einnahme verschiedener Antidepressiva in meinem Fall keine nachhaltige Aufhellung der depressiven Stimmungslage oder gar der von der chronischen Erschöpfung dominierten Gesamtsymptomatik bewirkte.

Leichte bis moderate, wenn auch regelmäßige körperliche Übungen, die über einen gewissen Zeitraum ärztlicherseits verordnet worden waren, waren hilfreich, um ein gewisses Gegengewicht zu den langen, körperlich inaktiven Schlafphasen zu bilden, und um einer weiteren Schwächung der körperlichen Kräfte entgegenzuwirken, aber auch um das so wichtige Bewusstsein eines, wenn auch niedrigen, Niveaus körperlicher Aktionsfähigkeit am Leben zu erhalten.

Das Ringen um ein Wiedererlangen von Gesundheit ist oft genug nicht nur eine rein ärztliche Angelegenheit, wenn auch phasenweise, wie beispielsweise bei chirurgischen Eingriffen, die ärztlichen Handlungen ganz im Vordergrund stehen. Im Rahmen chronischer Erkrankungen, vor allem, wenn sich die Silberlinie des Genesungshorizonts wie eine Fata Morgana immer wieder in die Ferne zurückzieht, der Hoffnung auf Genesung immer wieder ein kalter Stoß versetzt wird, die ärztlicherseits empfohlenen und durchgeführten Behandlungsmaßnahmen vielversprechend klingen mögen, aber letztlich auf einem wankenden, unzureichend erforschten Wissensfundament beruhen, kann sich der Patient jedoch nicht nur auf die Hilfe und begleitende Unterstützung von außen verlassen – so seelenwärmend und ermutigend diese auch sein mögen, da, wie ich ausgeführt habe, das Gefühl und das Erleben des Verstandenwerdens nun einmal von großer Bedeutung sind.

Die chronische Krankheit manövriert den Betroffenen in eine Situation, in der er sich letztlich nicht nur auf die Rolle eines Patienten zurückziehen kann. Möchte er den von wenigen Markierungen gezeichneten, nicht selten an einen Pfad durch eine Wüstenlandschaft erinnernden Weg in die Ungewissheit einer Genesung wagen, so wird er sich auch den Mantel eines Mithelfers überziehen, um mithilfe der ihm zur Verfügung stehenden, wie auch immer bescheidenen Mittel und Ressourcen der Selbst-Therapie – wenn ich es so nennen darf – seinen konstruktiven Beitrag für den Genesungsprozess in die Waagschale zu werfen.

Gewiss war es in diesem Zusammenhang wichtig, der Verführung willentlicher Einflußnahme auf das Überlasten oder Hochpeitschen der körperlichen Leistung tunlichst zu widerstehen und stattdessen den Status quo des eingeschränkten Aktionsradius der körperlichen Möglichkeiten zum Maßstab des Umgangs mit dem eigenen Körper zu machen, um, mit anderen Worten, nicht nur auf die Stimme des Körpers zu hören, sondern zu lernen vorauszuhören, wie viel oder genauer gesagt, wie wenig dem Körper an Belastungen zumutbar sein würde, da selbst das Überschreiten einer sehr niedrigen Belastungsgrenze unweigerlich Rückfälle mit sich brachte.

Das Gleiche gilt für den Umgang mit seelischem Stress, auch wenn dies aufgrund der im Rahmen des Chronischen Erschöpfungssyndroms erlebten seelischen Fragiliät oder Dünnhäutigkeit, wie es im Sprachgebrauch heißt, ein erhebliches Maß an sozialem Rückzug, wenn nicht sozialer Einkapselung beinhaltete. Wobei diese Vorgehensweise wiederum nicht gegen andere, oftmals wohlmeinende Menschen gerichtet war, sondern nur dem Zweck diente, die Seelenlage, die so empfindsam wie ein Mobile auf Schwingungen reagierte, möglichst rücksichtsvoll und schonend zu behandeln.

Auch wenn ich nicht in der Lage bin zu sagen, ob die Selbst-Therapie letztlich einen wirksamen, kausalen Einfluss auf die zugrunde liegenden Krankheitsprozesse hatte, so waren in meiner Empfindung neben dem Vorangenannten ihre wohl wertvollsten Komponenten psychologische Einstellungen wie diejenige, allen immer wieder auftretenden und auflauernden Rückschlägen zum Trotz nicht den Glauben aufzugeben, letztlich doch wieder in das Reich der Gesunden zurückkehren zu können; der Mückenplage an Zweifeln zum Trotz dennoch die Geduld zu wahren, dass nach jedem Zurückfallen in das Muster der Erschöpfung irgendwann doch die Landstriche der erschöpfungsfreien Zeit auftauchen würden. So waren Hoffnung, Vertrauen und Geduld weder spezifische Psychopharmaka noch spezifische, verschriebene Behandlungsmaßnahmen, aber sie waren der magische Brunnen, aus dem es möglich war, entgegen der von grauen Wolken verdunkelten Monotonie immer neuer Rückfälle immer neue Zuversicht zu schöpfen, um zu einem fernen, wie auch immer in den Hauch einer Illusion verschwimmenden Zeitpunkt den lähmenden Schatten der Erschöpfung abzuschütteln.

5.3
DIE GRÜNE HEUSCHRECKE AUF DER ORANGENEN DECKE

Manchmal scheint der Atem der Zeit still zu stehen. Einmal, an einem Sommersonntag, entdecke ich an der orangefarbenen Zimmerdecke eine hellgrüne Heuschrecke, deren nach unten weisender Körper so geschmeidig angeheftet ist, als gäbe es keine Schwerkraft.

Wie die Heuschrecke an die Decke gekommen ist, ist mir ein Rätsel. Aber es bietet einen reizvollen Anblick, wie sich das zarte Grün der Heuschrecke gegen den satten Orangeton der Decke abhebt. Es ist, als würde ich dieses kleine Wesen beneiden, wie es ohne Beschwernis an die Decke gelangt und dort verharrt, ohne von Gedanken über die Zeit und das Warten behelligt zu werden. Das Warten, das immer wieder an der Hoffnung mit der gleichen Frage nagt, wie lange es, das Hoffen, noch warten wolle.

Welch ein beneidenswertes Wesen, das unberührt von Gedanken über die Zeit seine Zeit auf diesem Planeten verbringt.

5.4

EINE UNERWARTETE ÜBERRASCHUNG

Fünf Jahre sind inzwischen ins Land gezogen, als ich eines Morgens aufwache und zu meiner völligen Verwunderung registriere, dass der seit dem Beginn der Erkrankung tagtäglich wie von schottergrauen, schweren Wolken bedeckte Himmel der Innenwelt plötzlich in einer wunderbaren, irisierenden Blautönung aufleuchtet. Es ist, als stünde ich in einem südlichen Land, überwältigt von der Intensität, der Klarheit, der Tiefe, den feinsten Nuancen von Blau, das sich in seinem Zauber bis in die Unendlichkeit hinzieht.

Ich bin verwirrt. Es ist so schwer zu verstehen, dass die Innenwelt so unerwartet und wie von magischer Hand verwandelt erscheint. Schon flammt die Hoffnung auf, die Krankheit würde mich in die Freiheit entlassen. Doch dem Zauber dieses in wunderbarem Blauton gehaltenen Magnifikat sollen nur wenige Stunden beschieden sein. Ein kleiner Fingerzeig der Krankheit genügt, um wieder die grauen Wolken am Himmel der inneren Wahrnehmung aufziehen zu lassen und ihn zu verdunkeln.

So wirft mir die Krankheit einen zarten Schimmer der Hoffnung hin, vielleicht in der Absicht zu prüfen, ob mich die Eintönigkeit der in dunkler, grauer Monotonie vorüberziehenden Jahre schon zu sehr abgestumpft hat, als dass ich noch in der Lage wäre, ein überraschendes Aufleuchten des Lichts in der Innenwelt wahrzunehmen.

5.5

EIN VERSPRECHEN

Tage, Wochen und Monate, ja, dann auch Jahre vergehen im Strom der Monotonie, obgleich ich nicht in der Lage wäre zu sagen, welcher Ton der geeignetste wäre, um das Wesen der Monotonie widerzuspiegeln. Einmal ruft mich eine Kollegin an, um sich nach meinem Befinden zu erkundigen. Dann fährt sie fort, ich müsse ihr ein Versprechen geben. Obgleich ich nicht abgeneigt bin, ihr diesen Wunsch zu erfüllen, halte ich es doch für sinnvoll, sie zunächst zu bitten, mir den Inhalt dieses Versprechens zu erläutern.

„Ja," sagt sie kurzerhand, „du musst mir versprechen, dich jeden Tag zu rasieren." Es bedarf sicherlich keines allzu großen Abwägens meinerseits, ihr dieses Versprechen zu geben. Dennoch reizt es mich, in Erfahrung zu bringen, was sie bewegt, mir gerade dieses Versprechen abzuverlangen.

Nach einigem Zögern berichtet sie, dass sie als junge deutsche Jüdin von der Gestapo in Untersuchungshaft geworfen worden war. Nach längerer Haft wurde ihr die Möglichkeit eingeräumt, binnen weniger Tage aus dem Deutschen Reich auszureisen. Nach einer Reise um den halben Erdkreis kam sie schließlich in Shanghai an – anfänglich ein anscheinend sicherer Zufluchtsort, bis sich das Blatt nach dem Einmarsch der Japaner dramatisch wendete und die Bedingungen in dem dortigen Ghetto immer unmenschlicher wurden. „Damals," sagt sie, „habe ich gesehen, dass die Männer, wenn sie aufgehört haben, sich zu rasieren, bald gestorben sind." Und so wiederholt sie ihre Bitte: „Du musst mir versprechen, dich jeden Tag zu rasieren – gleichgültig, wie du dich fühlst."

Ich gebe ihr dieses Versprechen. Wann immer ich mich rasiere, begleitet mich der dankbare Gedanke an sie, die so früh ihre Eltern, ihre Heimat und fast ihr Leben verlor.

5.6
DIE HELFERSHELFER DER KRANKHEIT

Auch wenn es den Anschein hat, als zöge sich die Krankheit ab 1995 ein wenig mehr in den Hintergrund zurück, ist dies ein Trugschluss, da sie mich mit ihrem Falkenblick auch aus größerer Entfernung weiterhin im Auge behält. Glaube ich, ähnlich einem Kind, das auf dem Spielplatz den Höhepunkt einer Schaukel erlebt, nunmehr der Krankheit entschweben zu können, zieht sie mich wieder in die Tiefe. Der sich stetig wiederholende Zyklus von Fortschritten und Zurückgleiten in die Ausgangsposition lässt sich als eine milde Variante der Behandlung beschreiben, die die antiken Götter Sisyphus zumuteten.

Die Krankheit führt mir beständig vor Augen, dass sie ihre Machtinstrumente nicht nur gegen den Körper und die Seele richtet, sondern dass sie zudem über dienstbeflissene Helfershelfer verfügt, die bereit sind, die verletzbaren Wurzeln des Vertrauens des Kranken in die Zukunft mit den ihnen zur Verfügung stehenden Mitteln immer wieder anzunagen.

Aufmerksam verfolgt man seit geraumer Zeit seitens einer im Gesundheitssystem operierenden Institution, dass es sich bei mir um einen Arzt handelt, der – anders als es der schnelllebige Zeitgeist fordert – keine Anstalten zu machen scheint, mit der Geschwindigkeit, die von ihm erwartet wird, wieder in den Hafen der Gesundheit zurückzukehren, sondern der Monat um Monat und Monat um Monat länger auf der offenen See zeitlicher Unbestimmtheit umhertreibt. Was in den gedanklichen Wandelgängen der ihn mit zunehmendem Argwohn beobachtenden Instanzen zu der Schlussfolgerung führt, es sei angebracht, die zeitliche Unbestimmtheit der Rückgewinnung der Gesundheit in die Gewissheit einer nicht mehr zu erwartenden Genesung umzumünzen.

Dass sich jedwede Hypothese sehr leicht in eine Gewissheit umwandeln lässt, wenn nur das entsprechende Machtinstrument als Gleitmittel für diesen Verwandlungsprozess hinzugezogen wird, ist eine durchaus geläufige Praxis, wenn auch keine Erfindung der Neuzeit. So sollte es auch nicht allzu lange Zeit in Anspruch nehmen, bis ich unter eifriger Mitwirkung der Fachdisziplin, die als einzig mir bekannte kunstvoll den Begriff der Klugheit in ihre Berufsbezeichnung eingefädelt hat – nämlich die der Jurisprudenz – vor die ehrwürdige Institution eines Gerichts zitiert werde. Wobei festzuhalten ist, dass es auch hinsichtlich des Grades der Ehrwürdigkeit von Institutionen Abstufungen gibt, denen zufolge die erste Instanz paradoxerweise die niedrigste und nicht die höchste ist.

So fügt es sich, dass ich im Rahmen eines ordentlichen Verfahrens – denn unordentliche Verfahren existieren nicht – im Namen des Volkes aus der Institution, die mir das Erlebnis eines Gerichtsverfahrens hatte zuteil werden lassen, ausgeschlossen und kurzerhand im besten Lebensalter in den Ruhestand geschickt werde, da es mir an juristischer Beweiskraft fehlt, dass mir eines Tages tatsächlich das Wiedererlangen der Gesundung gelingen würde.

Ein mit diesen Angelegenheiten vertrauter und höchst sachkundiger Experte hatte mich davor gewarnt, es überhaupt versuchen zu wollen, mich auf den sogenannten Rechtsweg zu begeben, da mein Anliegen aussichtslos sei. Er scheint Recht zu behalten und es ist nicht zu übersehen, dass der Krankheit ein weiterer Schachzug gelungen ist, als sie, obgleich sie die Zügel der körperlichen und seelischen Beschwerden und Symptome gelockert hat, nunmehr den Zügel, der die Weiterführung der beruflichen Tätigkeit betrifft, sehr spürbar und ruckartig strafft.

So bleibt als Ausweg nur die Akzeptanz des 'Im Namen des Volkes' Verkündeten oder die geradezu aussichtslos erscheinende Möglichkeit, die nächsthöheren Stufen des Justizpalasts zu erklimmen, um zu versuchen, ob in dessen Gemäuer die Waagschalen des Begriffs Jurisprudenz sich vielleicht geneigt zeigten, sich mehr in Richtung der Prudenz zu verschieben, indem sie die Schwachstelle des Urteils, die darauf beruht, eine Hypothese kurzerhand in ein Faktum zu verwandeln, aufspüren und einer genaueren Prüfung unterziehen.

Es muss wohl dem Umstand zu danken sein, dass die Krankheit aufgrund anderweitiger Beschäftigungen für einen Augenblick abgelenkt ist, oder vielleicht ist sie auch in einer erstmaligen Anwandlung von Empathie zu der Auffassung gelangt, dass ich lange genug auf ihrem Fakirbett verbracht habe. Jedenfalls ergibt es sich, dass dem hohen Juristen der zweiten Instanz offensichtlich nicht die besagte, bislang übersehene Schwachstelle entgeht und er so, wie es ein Specht an wurmbefallenen, hohlen Baumstellen zu tun pflegt, mit der ihm eigenen, bohrenden Geschliffenheit nachhakt; dieses Mal jedoch bei der Institution, die mich schon im dauerhaften Ruhestand wähnt.

So wird mir, der ich schon zum Ruhestand verurteilt worden war – ein Begriff, dessen durch die Kombination von Ruhe und Stand ins Intensive gesteigerte Immobilität mir wesensfremd war, ist und immer sein wird – wieder Einlaß in das Reich der Unruhegeister gewährt; jedoch nicht ohne mithilfe eines psychologischen Tests beweisen zu müssen, dass das neuronale Zusammenspiel in meinem Kopf wieder so zufriedenstellend abläuft, dass keine Argumente mehr gegen die Wiederaufnahme der Ausübung des ärztlichen Berufs vorgebracht werden können.

Sehr lange wurde mir kein Glauben geschenkt, dass und insbesondere in welcher Form ich krank gewesen bin. Dementsprechend entbehrt es letztlich auch nicht einer tieferen Logik, mir zunächst keinen Glauben zu schenken, dass ich mich tatsächlich so wiederhergestellt fühle, um mich wieder zu den Wiederhergestellten zählen zu dürfen.

So öffnet nicht das der Quelle des Subjektiven entspringende Geglaubtwerden, sondern erst der Schlüssel eines objektiven psychologisch-kognitiven Tests das goldverzierte Portal zurück in das Palais des Gesundheitswesens.

5.7
DAS SIEBTE JAHR

Obgleich die Krankheit kein Veto gegen die erfolgreiche Überwindung der juristischen Hürde einlegt, kann sie es sich nicht versagen, mir noch einmal ein Zeichen zukommen zu lassen, dass sie mich nicht ganz vergessen hat. Vielleicht hat sie sich inzwischen so an mich gewöhnt, dass es ihr schwerfällt, sich von mir zu verabschieden.

Nicht dass die Krankheit zu dem Mittel greifen würde, die Daumenschrauben von Beschwerden oder Symptomen wieder anzuziehen. Nein, dies tut sie nicht. Sie hat es auch nicht mehr nötig, Hand anzulegen. Noch einmal macht sich der sich über die Jahre aufbauende, akkumulative Effekt bemerkbar, mich aus den sich wiederholenden Zyklen von Fortschritten und dann wieder auftretenden Rückfällen nicht wirklich befreien zu können; ein Wiederholungseffekt, der im Lauf der Jahre der anfänglich gut ausgestatteten Geduldsmähne einige Haare ausgerupft hatte.

Vielleicht hat sich in meine Verfassung auch ein Zweifel eingeschlichen, wie nach der langen Krankheitszeit das Einklinken in die Kraft, Dynamik, Durchhaltevermögen und Resilienz fordernde Wirklichkeit der Welt der Gesunden zu bewältigen sei, da die Kluft zwischen Wunsch und Realisierung nicht immer leichtfüßig – und manchmal gar nicht – zu überspringen ist, und da inzwischen sieben Jahre vorübergezogen waren, seitdem mich die Krankheit in ihr Reich entführt hatte.

So bitte ich meinen Allgemeinarzt um einen Gesprächstermin, den er mir umgehend gewährt. Da es ihm ohne Zugriff zu einem medizinischen Instrumentarium und nur mithilfe der kostenlosen Droge höflicher und einfühlsamer Ermutigung gelingt, einen konstruktiven Draht an Zuversicht zu dem zähen Häuflein meiner Geduld herzustellen, das noch nicht aufgegeben hat, verlasse ich das Konsultationszimmer wieder, entschlossen, nicht die weiße Fahne zu hissen.

Die Krankheit erhebt keinen Einspruch. Der Silberstreif am Horizont rückt näher.

5.8
DIE RÜCKKEHR

Der Prozess der Begegnung mit der Krankheit, der Suche nach der Diagnose und des Annehmens der von der Krankheit diktierten Wirklichkeit sind bestimmende Aspekte des Umherwandelns in dem Labyrinth des Chronischen Erschöpfungssyndroms. Und dies sind die Aspekte, die im Vordergrund dieses Buches stehen. Nachdem sich das Gleichgewicht der inneren Kräfte dahin verschoben hat, diese neue Krankheitswirklichkeit anzunehmen, und ich mich in der Lage befinde, das gesunde Vorleben sehr bewusst als Teil der Vergangenheit zu begreifen und einzuordnen, stellt sich die Herausforderung, die Küste der Gesundheit nicht aus den Augen zu verlieren und zu versuchen, sich auch gegen die Strömungen der Krankheit der Gesundheit wieder anzunähern, die sich wie eine ferne, aber doch verheißungsvolle Silberlinie der Hoffnung am Horizont der Imagination abzeichnet.

Auch bei der Wiederannäherung an den Zustand der Gesundheit handelt es sich um einen Prozess, der kurz gestreift sei, weil auch er auf der Annäherung an eine neue Wirklichkeit beruht – die der 'alten', verloren geglaubten Gesundheit, auch wenn dies auf den ersten Blick nicht viel mehr als 'nur' das Wiedergewinnen der sehnlich erwünschten Gesundheit zu beinhalten scheint.

Dieses 'Nur' ist mehr als ein bloßes selbstverständliches Zurückschnellen in den Zustand der Gesundheit, da sich mir die Aufgabe stellt, Schritt für Schritt ein breites Spektrum an Fähigkeiten wiederzugewinnen, was vom langsamen Wiederaufbau und der Anhebung der Ausdauer der körperlichen Kräfte bis hin zum Wiedererlangen 'höherer' Funktionen wie derjenigen komplexer Problemlösungen und des Wiederanfachens kreativer Fähigkeiten reicht.

Das, was mir vom Anbranden der Wogen der Erkrankung Zug um Zug aus den Händen genommen worden ist, bis der Turm der Gesundheit kapitulierte, muss nun in vergleichbar systematischer Form aus den Trümmern wieder aufgebaut werden – als sei die Wirklichkeit der Gesundheit, wie sie vor dem Beginn der Krankheit bestanden hatte, keine Skulptur, die kurzerhand aus dem Kabinett der Erinnerung wieder in das Bewusstsein der Gegenwart geschoben werden kann, sondern ein Gebilde, das aus langsamen, minutiösen Aufbauschritten rekonstruiert werden muss.

Lange bin ich mir keines durchschlagenden Fortschritts bewusst. Hier mag eine Vorsichtshaltung im Spiel gewesen sein, um mich vor Enttäuschungen zu schützen. Als ich Mitte Juni 1994 die Vermutung wagte, dass für das zurückliegende Halbjahr ein Fortschritt nachweisbar sei, war ich mir sehr bewusst, dass auch die weitere Entwicklung sehr langsam sein würde, weswegen ich nicht von der Erwartung ausging, dass es sich bei dem Prozess der Wiedergewinnung der Gesundheit um ein zügiges Wiedereinklinken in den vormaligen Gesundheitszustand handeln würde. Das Konstrukt von Gesundheit stand nicht wie ein Monolith in meiner Innenwelt. Es musste erst wieder in seine neu zu gestaltende Wirklichkeit hineinwachsen.

In diesem Prozess spiegelt sich ein Gefühl wider, als segele ich aus einem fernen Reich wieder dem Kontinent der voll im Leben Stehenden entgegen. Auch wenn ich keine abenteuerliche Reise in der Außenwelt durchlebt habe, so habe ich keine Schwierigkeiten, mir auszumalen, wie sich Odysseus gefühlt haben mochte, als er nach langen Jahren die Küstenlinie der heimatlichen Gefilde erstmals wieder vor Augen sah. Alles, was Odysseus erlebt hatte, war wirklich gewesen. Er hatte das große Drama abenteuerlicher Szenerien und Wandlungen äußerer Wirklichkeiten erlebt und erlitten, deren Echo wohl auch bis in das Innerste seiner Seele drang und sie im Sinn des Gottfried Bennschen „Durch so viele Formen geschritten ..." berührte.

5.9
DÉJÀ-VU

„Peter, sieh dir bitte einmal diesen Patienten an. Ich habe ihn für dich aufgehoben," sagt mir meine Kollegin, als ich, fast auf den Tag genau acht Jahre nach dem Ausbruch der Krankheit meine Arbeit in der damaligen psychiatrisch-psychotherapeutischen Praxis wiederaufnehme. Noch leicht desorientiert und bemüht einen Überblick über mein Arbeitszimmer und meinen lang verlassenen Schreibtisch wiederzugewinnen, gleichzeitig nicht ohne einen Anflug von Verwunderung, ob der ärztliche Mantel, den mir die Krankheit all die Jahre zuvor aus der Hand genommen hatte, noch passen würde, bereite ich mich auf den jungen Mann vor, der alsbald den Raum betritt und der trotz seines auf den ersten Blick sichtlich geschwächten Aussehens dennoch in der Lage ist, mir seine schon einige Jahre anhaltende, jedoch bislang ungeklärte Krankengeschichte zu berichten.

Ich habe ihm wohl eine halbe Stunde zugehört, als ich in mir eine Empfindung registriere, die meine Befindlichkeit aus dem Rhythmus des diesem jungen Mann empathisch Zuhörenden zu bringen scheint, da sie in einen Nebel innerer Verwirrtheit eintaucht. Als sich dann aber der Nebel lichtet, entsteigt aus ihm wie ein Deus ex Machina die Erkenntnis, dass das Schicksal diesem jungen Mann die gleiche Bürde auferlegt hat, die es mir acht Jahre zuvor wie einen Stock zwischen die Speichen meines Lebens geschoben hatte. Wie sehr würde ich mir wünschen, diesem jungen Mann eine andere Diagnose mitzuteilen. So bleibt mir nur der Trost, sein Suchen nach einem Namen für sein Leiden und sein Umherirren im Labyrinth des Chronischen Erschöpfungssyndroms verkürzt zu haben.

Ich selbst spüre, dass mir die Krankheit keinen bösen Streich mehr spielen und keine neuen tückischen Herausforderungen in den Weg stellen würde. Im Verlauf der kommenden zwei Jahre zieht sich die Krankheit immer weiter in den Hintergrund und gewährt mir, nachdem sie mir für die Dauer eines Jahrzehnts den Faden des Lebens aus der Hand genommen hat, die Chance, den Faden, ausgestattet mit neuem Elan, wieder in die Hand zu nehmen.

„Der Lauf der Dinge wird es weisen, Sancho", entgegnete Don Quijote, „denn die Zeit, die Entdeckerin aller Geheimnisse, bringt am Ende jedes ans Licht der Sonne, so tief es auch im Schoß der Erde verborgen sein mag."

Miguel de Cervantes Saavedra, Don Quijote II, 231

TEIL 6

EPILOG

6.1

DIE GROßE INLANDSREISE

Zu dem Vielen, das mir die Krankheit aus der Hand, und nicht nur aus der Hand, genommen hatte, zählte auch das Reisen. Die Reisen in die fernen Länder der Märchen aus *1001 Nacht*, die Geschichten der großen Entdeckungsreisen – sei es in die Weiten der Ozeane, um neue Kontinente zu erkunden, in die Tiefe endloser Wüsten oder eisiger weißer Welten – hatten schon früh meine Fantasie beflügelt und den Wunsch aufkommen lassen, den einen oder anderen Flecken auf diesem Planeten aus eigener Anschauung kennenzulernen.

Aber diesen lang gehegten Wünschen schob die Krankheit sehr bald einen Riegel vor und es schien sehr lange so, als bliebe das Reisen ein unerfüllbarer Wunsch, bis mir, erst viele Jahre später, bewusst wurde, dass die Krankheit mich auf eine große innere Reise geschickt hatte; gewiss nicht auf eine Reise in ferne Kontinente, an zauberhafte Küsten, in tropische Wälder, auf duftende Gewürzinseln, an blaue Seen und weiße Berge, an Ozeane mit schaumgekrönten Wellen und an Landstriche mit von Sternen übersäten Nachthimmeln.

Die Reise, auf die mich das Chronische Erschöpfungssyndrom gesendet hatte, war eine ganz andere Reise als eine Reise in die wundersamsten Erscheinungsformen der belebten und unbelebten äußeren Welt. Es war eine Reise in das Inland des Körpers und die über ihm schwebende Seele, eine Reise durch Jahre, in denen der innere Himmel vom Horizont bis zum Zenith von einem lähmend schweren Grau überzogen war, in denen die Tage kurz und die Nächte, so lang auch immer sie waren, immer zu kurz waren, in denen auch in der äußeren Stille das Hecheln des Atems Wellen der Unruhe aussandte, in denen die purzelnden Bäche der Zuversicht und Lebendigkeit im trockenen Erdreich zu versickern drohten, in denen die Gedanken wie Goldgräber nach Sinn schürften, aber nur Steine fanden, in denen die Gefühle, wie trockene, verdorrte Früchte vom Baum hingen, in denen die Langeweile und die Monotonie endlos die gleichen, fantasielosen Tänze aufführten, in denen hin und wieder ein Fremder auftauchte, der glaubte zu wissen, wie sich solche Jahre anfühlten, obgleich er oder sie diese Jahre niemals erlebt hatte.

Aber hin und wieder begegnete ich in der Einöde und zeitlosen Weite der Innenreise einem Menschen, dessen Herz so groß und so mitfühlend lebendig schlug, dass es ihm möglich war, solche wie die geschilderten Reisejahre nachempfinden zu können – auch ohne sie durchlebt zu haben.

Dies waren Sternstunden der langen, großen Inlandsreise, und dies erfüllt mich mit zeitloser Dankbarkeit.

6.2
NACHWEHEN

Einen tieferen Sinn in dem zu sehen, was ich bis zum Jahr 1995 erlebte, als ich eine erste Niederschrift über das zu Papier brachte, was mir bis dahin in der Begegnung mit dem Chronischen Erschöpfungssyndrom widerfahren war, war mir nicht möglich. Das tagtägliche Ringen um eine Bewältigung der unmittelbaren Krankheitsauswirkungen und ihrer Folgeerscheinungen stand zu sehr im Vordergrund, als dass ich mich in einer von Gelassenheit getragenen Haltung auf die Suche nach dem tieferen Sinn der Krankheit hätte begeben können. Erst die im Verlauf der Jahre geschaffene Distanz schiebt neue Perspektiven, neue Gesichtspunkte und neue Überlegungen in das Blickfeld, die ich damals, im Gefangensein des Augenblicks, nicht zu sehen vermochte.

Gewiss hatte ich während des Medizinstudiums aus vielerlei Büchern ein großes Spektrum an Krankheiten erlernt. Aber dieses Wissen behandelt fast ausnahmslos das Wissen der die Krankheiten aus der objektiven Sichtweise beschreibenden medizinischen Fachleute, so kenntnisreich und differenziert diese Beschreibungen auch sein mögen. Zudem beschreiben sie größtenteils ausschnitthaft die von den Krankheiten befallenen Segmente des Organismus. Und schließlich beschränken sie sich vornehmlich darauf, was die Krankheiten den von ihnen betroffenen Menschen aus körperlich-medizinischer Sicht antun – aber in der Regel nicht die durch die Krankheit ausgelösten Konsequenzen, einschließlich der seelischen Belastungen, die nicht allzu selten das Leben der Kranken aus der Bahn werfen oder wie eine Lawine überrollen.

Auf diesem Hintergrund wird das Erleben des Chronischen Erschöpfungssyndroms für mich wie zu einer Art zweitem Medizinstudium, in dem ich selbst an Leib und Seele die vielerlei groben, massiven Auswirkungen, aber auch die schleichenden und subtilen Effekte der Krankheit auf die Gesamtheit meines Ichs erfahre sowie die durch die Krankheit angestoßenen Sekundärkomplikationen – einschließlich der einschneidenden Folgen für mein unmittelbares familiäres Umfeld. Gewiss ist mir der ganzheitliche, d.h. körperlich-seelische Einschlag einer Krankheit – wenn ich es so bezeichnen darf – nicht völlig neu. Dies hatte ich sowohl während meiner psychiatrischen Ausbildung im Rahmen der Betreuung chronischer Patienten erlebt als auch später in den vielen Jahren der Behandlung psychotherapeutischer Patienten. Aber erst durch das Chronische Erschöpfungssyndrom erfahre ich an mir selbst die Dimension und Tragweite eines solchen auf Körper und Seele massiv einwirkenden Überfalls, und dies ist und bleibt eine tiefgreifende Lernerfahrung, die durch kein akademisches Zertifikat aufzuwiegen ist.

Auch wenn mir mehr als einmal die Krankheit als eine Foltermeisterin erschien – vor allem dadurch, dass sie mir über lange Zeiträume exzessiven Schlaf aufzwang, aber mir gleichzeitig die Erholung durch den Schlaf entzog –, so ist sie dennoch auch eine Lehrmeisterin, die mich Neues über das Phänomen Krankheit lehrt, das weit über den Zirkel des Chronischen Erschöpfungssyndroms hinausgeht.

Das Krankheitserleben führt mir die fundamentale Bedeutung des Verstandenwerdens vor Augen. Es lässt mich Analogien zu früheren Erkrankungen aufspüren. Es vermittelt Zusammenhänge zum kindlichen Erleben des Wahrgenommenwerdens und Nichtwahrgenommenwerdens. Über das Spektrum von Beschwerden und Symptomen hinausführend bringt das Krankheitserleben meinem Bewusstsein auf dem langen Weg durch die Krankheit die Herausforderung der Auseinandersetzung mit neuen Wirklichkeiten im Spiegelsaal des Wandels nahe. Das Krankheitserleben erkämpft dem Phänomen Krankheit in der Landschaft meiner Biografie eine Position der Gleichberechtigung gegenüber der Gesundheit – eine Position, die das Thema Krankheit zuvor in dieser Form noch nicht eingenommen hatte. Und immer und immer wieder hält mich das

Krankheitserleben an, den empfindsamen Fühlern der eigenen Wahrnehmung zu vertrauen und dem, was sie mir signalisieren, Glauben zu schenken.

Durch das, was sie mir über Jahre nimmt, lässt mir die Krankheit auch ein Geschenk zukommen, das ich vielleicht ansonsten in diesem Leben in dieser Form und Nachhaltigkeit nicht erhalten hätte. Es ist das Geschenk, ein zweites Leben frei von krankheitsbedingten Spätfolgen führen zu können, was mich mit großer Dankbarkeit erfüllt.

Es ist aber auch das Geschenk, noch sehr viel bewusster als vor der Begegnung mit dem Chronischen Erschöpfungssyndrom wahrzunehmen, wie kostbar das Leben ist, wie kostbar Schlaf ist, und wie viel Achtung, Achtsamkeit, Aufmerksamkeit, Umsicht, Fürsorge und, in der Tat, Bewunderung das menschliche Gehirn verdient und von welch unschätzbarer Bedeutung Menschen sind, die gerade dann beistehen, wenn Dunkelheit die Sterne am Firmament verhüllt.

Und in all diesem ruht ein sehr tiefer Sinn.

6.3
AUSKLANG

Der ältere Herr in dem schwarzen Mantel mit dem dunklen Hut, der mir lange zuvor auf eine so wundersame Art und Weise im Halbschlaf begegnet war, hatte sein wortlos gegebenes Wort gehalten.

Dafür gilt ihm mein tiefer Dank.

„Mehr gibt es nicht von meiner Geschichte zu berichten, Herrschaften. Wie erfreulich und ungewöhnlich sie ist, das sei eurem klugen Urteil überlassen, ich hätte sie euch gern in weniger Worten erzählt, wenn ich mir auch aus Angst, euch zu verstimmen, so manche Einzelheit habe verbeißen müssen."

Miguel de Cervantes Saavedra, Don Quijote I, 482

DANK

Auch wenn ich in der Absicht, das Krankheitsgeschehen aus meiner Sicht darstellen zu wollen, mich und mein Erleben im Labyrinth des Chronischen Erschöpfungssyndroms in den Mittelpunkt dieses Buches gestellt habe, so bin ich nicht der einzige Zeuge der Krankheit gewesen.

Krankheit, wie auch Tod, werfen ihre Schatten über den Kreidekreis einer einzelnen Existenz hinaus. Mancherlei, oder vielleicht sogar Vieles, was der Kranke hinter den Gitterstäben seiner Eingeschränktheit kaum noch wahrnimmt, oder was im Grauton einer Bewegungslosigkeit verschwimmt, wird oder mag die ihn Wahrnehmenden schmerzlich berühren. Vielleicht ist gerade in dem Moment, wo der Kranke den Höhepunkt seiner gelassenen Akzeptanz erlebt und sich der Schmerz in die Anklänge einer Zartheit aufzulösen beginnt, der Schmerz für die ihm Nahen am Größten. So sind auch sie die stillen Teilhaber eines mitten aus dem Leben gegriffenen Schauspiels, das zu sehen sie das Schicksal zwingt, ja, auch verurteilt, so sehr auch ihr Blick in Tränen verschwimmt.

Namentlich erwähnen möchte ich meine Tochter Sophia und meinen Sohn Matheus, denen ich in dieser Zeit der Krankheit kein wirklicher Vater gewesen bin und dennoch auch kein unwirklicher. Denn auch wenn ich Ich gewesen bin, so war es doch, als sei dieses Ich während der Krankheit auf eine ferne Insel eines fernen Reichs verbannt gewesen.

Mein bleibender Dank gilt all denen, die sich in dieser Zeit, als das Krankheitsgeschehen des Chronischen Erschöpfungssyndroms mein Leben in seiner Hand hielt, nicht abwandten, sondern im Zirkel meines Lebens blieben oder neu hinzutraten. Hierzu zählen Peter Mittmann, Wolfgang Möhl, Peter und Christine Rebsam und Wolfgang Ruf-Ballauf, die auch die Mühe der Reise auf sich nahmen, mich aufzusuchen.

GEDICHT

The illness
A glimmer of hope
The blue years overshadow
Time and beauty
The separate moments
And memories
Everything jaded

Ana Sophia Sawaya Heinl

LITERATUR

Ich habe mich in der nachfolgenden Aufstellung auf einige wenige Literaturangaben beschränkt, an die ich im Verlauf der Krankheit des Öfteren gedacht habe. Spezielle Literatur zum Chronischen Erschöpfungssyndrom werden interessierte Leser in einschlägigen Büchern und Journalen finden. Eine hilfreiche Übersicht bietet die Darstellung bei Wikipedia: https://de.wikipedia.org/wiki/Chronisches_Erschöpfungssyndrom

Benn, G. (1962) Du mußt dir alles geben. Gedicht. In: W. Lennig. Benn, Gottfried. Rowohlt, Reinbek

Benn, G. (1962) Nur zwei Dinge. Gedicht. In: W. Lennig. Benn, Gottfried. Rowohlt, Reinbek

Camus, A. (1952) La Peste. Gallimard, Paris

Cervantes Saavedra, Miguel de (2008) Don Quijote von der Mancha. Neu übersetzt von Susanne Lange. Carl Hanser, München

Citati, P. (1990) Kafka. Secker and Warburg, London

Heinl, A. S. S. (2015) Poem. Unveröffentlicht

Kleist, H. von (1810) Über das Marionettentheater. Theater (Kleine Schriften). Insel, Leipzig

Mörike, E. (1955) Er ist's. Gedicht. In: Reiners, L. Der ewige Brunnen. Ein Hausbuch deutscher Dichtung. C. H. Beck, München

Musil, R. (1952) Der Mann ohne Eigenschaften. Rowohlt, Reinbek, S. 1057

Proust, M. (1953) Combray. Auf der Suche nach der verlorenen Zeit. Suhrkamp, Frankfurt

Rilke, R. M. (1908) Requiem. Gedicht. Für Wolf Graf von Kalckreuth. http://www.rilke.de/gedichte/fuer_wolf_graf_von_kalckreuth.htm

Rilke, R. M. (1919) Der Tod. Gedicht. Insel Almanach, http://rainer-maria-rilke.de/100192dertod.html

Rilke, R. M. (1958) Der Panther. Gedicht. In: H. E. Holthusen. Rainer Maria Rilke. Rowohlt, Reinbek

Tepl, Johannes von (1990) Der Ackermann und der Tod. Ein Streitgespräch. Insel, Berlin

ÜBER DEN AUTOR

Dr. med. Peter Heinl MRCPsych
Arzt für Psychiatrie, Psychotherapie und Familientherapeut

Medizinstudium an den Universitäten Heidelberg, Montpellier (als Stipendiat der Universität Heidelberg), Bochum, Hamburg und Freiburg

Wissenschaftliche Arbeit bei Prof. Dr. Dr. J. C. Rüegg und dem Nobelpreisträger Sir Andrew Huxley OM PRS

Magna cum laude Promotion

DAAD Forschungsstipendiat

Postgraduate Training in Psychiatrie und Psychotherapie am Maudsley Postgraduate Teaching Hospital sowie Sheldon Fellow des Advanced Family Therapy Course an der Tavistock Clinic in London

Klinische und Seminar-, Ausbildungs- und Lehrtätigkeit

Mitglied des Royal College of Psychiatrists, London

International Fellow der American Psychiatric Association

Mitglied des Deutschen Kollegiums für Psychosomatische Medizin

Mitglied des Wissenschaftlichen Beirats Holocaust Center Austria

Patron des Children-in-War Memorial Day Project, London

Mitglied weiterer Fachgesellschaften und wissenschaftlicher Beiräte

Verfasser zahlreicher Publikationen in den Gebieten Muskelphysiologie, Psychiatrie, Psycho- und Familientherapie, Psychosomatik und Psychotraumatologie

Autor der Bücher „*Maikäfer flieg, dein Vater ist im Krieg ...* " *Seelische Wunden aus der Kriegskindheit, Splintered Innocence. An Intuitive Approach to Treating War Trauma* und *Schlafloser Mond. Im Labyrinth des Chronischen Erschöpfungssyndroms* sowie des Buches *Licht in den Ozean des Unbewussten. Vom intuitiven Denken zur Intuitiven Diagnostik. Ein Leitfaden*, sowie des Gedichtbandes *Lavatanz. Worte im schwebenden Raum.* Koautor, mit Dr. Hildegund Heinl, des Buches *Körperschmerz – Seelenschmerz. Die Psychosomatik des Bewegungssystems. Ein Leitfaden*

BÜCHER VON HILDEGUND HEINL
UND PETER HEINL

IM THINKAEON VERLAG

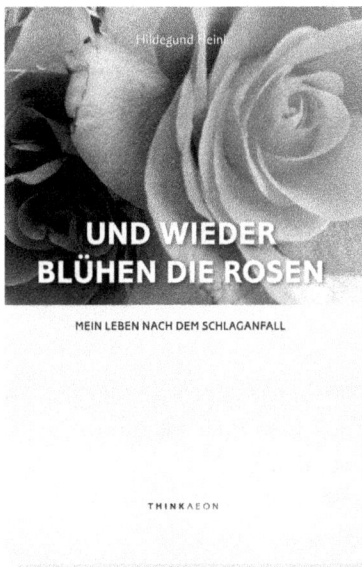

Neu erschienen als Buch und als EBook

**UND WIEDER
BLÜHEN DIE ROSEN**

Mein Leben nach dem Schlaganfall

Erstmals erschienen bei Kösel, München, 2001

Heinl, H.: Thinkaeon, London, 2015 (Neuauflage)

Erhältlich über www.Amazon.de

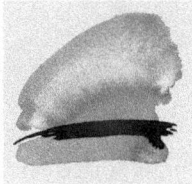

Peter Heinl

›Maikäfer flieg, dein Vater ist im Krieg ...‹

Seelische Wunden aus der Kriegskindheit

KÖSEL

„MAIKÄFER FLIEG, DEIN VATER IST IM KRIEG ..."

Seelische Wunden aus der Kriegskindheit

Heinl, P.: Kösel, München, 1994, (8. Auflage)

Peter Heinl

»MAIKÄFER FLIEG, DEIN VATER IST IM KRIEG«

SEELISCHE WUNDEN AUS DER KRIEGSKINDHEIT

THINKAEON

Neu erschienen als Buch und als EBook

„MAIKÄFER FLIEG, DEIN VATER IST IM KRIEG ..."

Seelische Wunden aus der Kriegskindheit

Erstmals erschienen bei Kösel, München, 1994

Heinl, P.: Thinkaeon, London, 2015

Erhältlich über www.Amazon.de

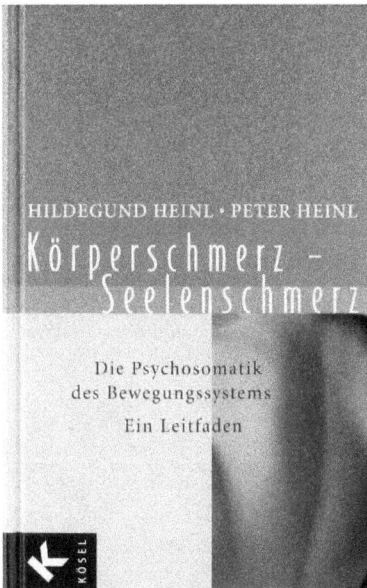

KÖRPERSCHMERZ-
SEELENSCHMERZ

Die Psychosomatik des Bewegungssystems
Ein Leitfaden

Heinl, H. und Heinl. P.: Kösel, München 2004
(6. Auflage)

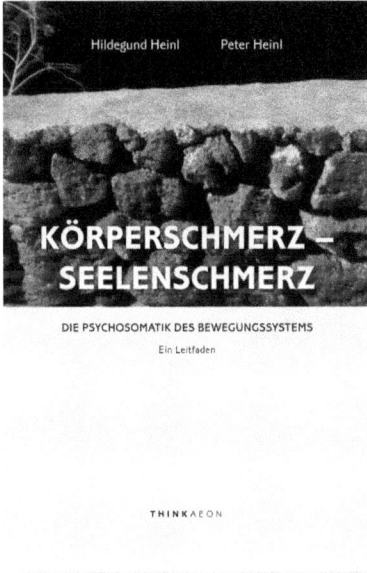

Neu erschienen als Buch und als EBook

KÖRPERSCHMERZ-
SEELENSCHMERZ

Die Psychosomatik des Bewegungssystems
Ein Leitfaden

Erstmals erschienen bei Kösel, München, 2004

Heinl, H. und Heinl. P.: Thinkaeon, London, 2015
(Neuauflage)

Erhältlich über www.Amazon.de

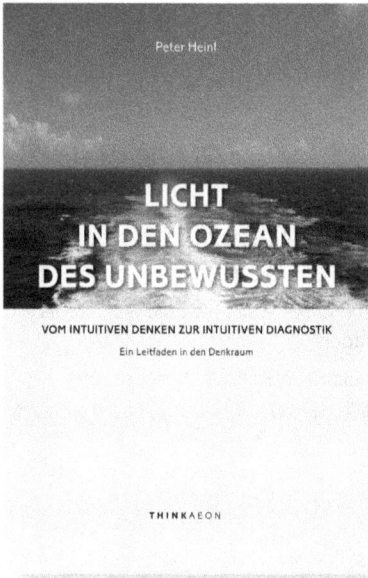

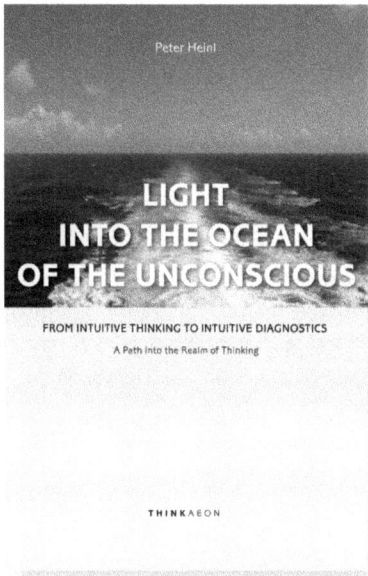

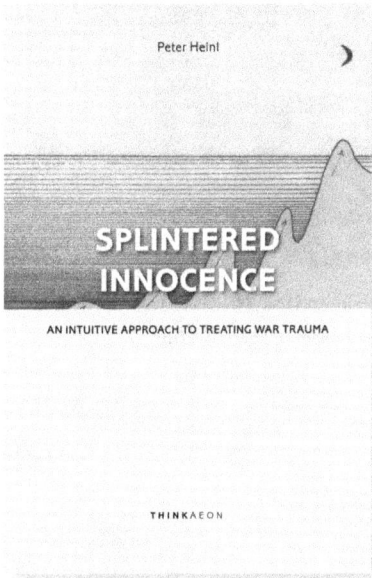

Neu erschienen als Buch und als EBook

SPLINTERED INNOCENCE

An Intuitive Approach to Treating War Trauma

Erstmals erschienen bei Routledge, London-New York, 2001

Heinl, P.: Thinkaeon, London, 2015

Erhältlich über www.Amazon.de

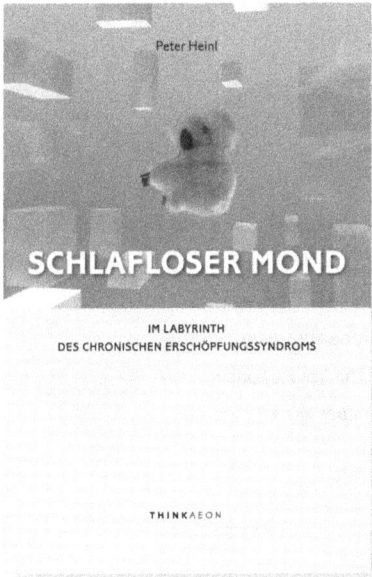

Neu erschienen als Buch und als EBook

SCHLAFLOSER MOND

Im Labyrinth des Chronischen Erschöpfungssyndroms

Heinl, P.: Thinkaeon, London, 2016

Erhältlich über www.Amazon.de

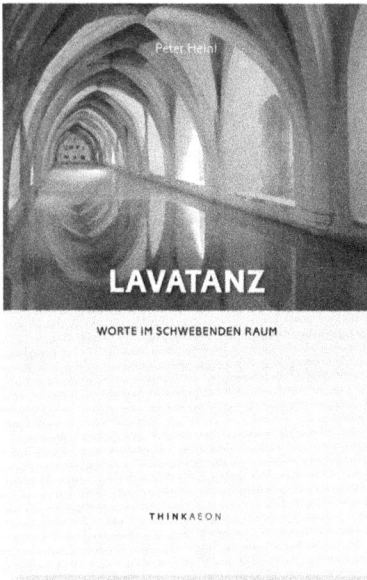

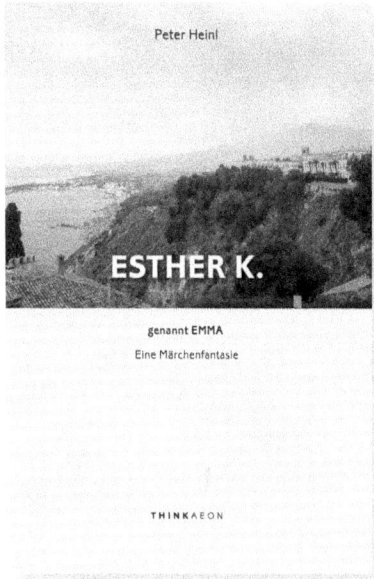

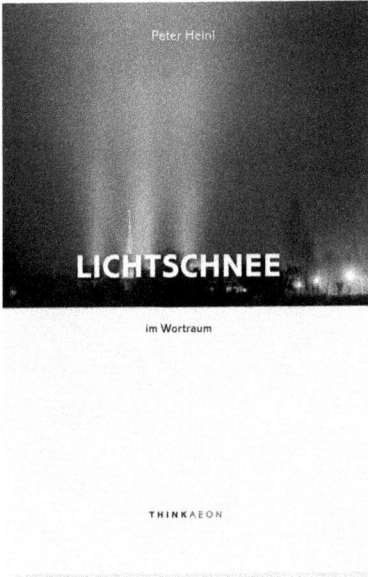

Neu erschienen als Buch und als EBook

LICHTSCHNEE

im Wortraum

Heinl, P.: Thinkaeon, London, 2016

Erhältlich über www.Amazon.de

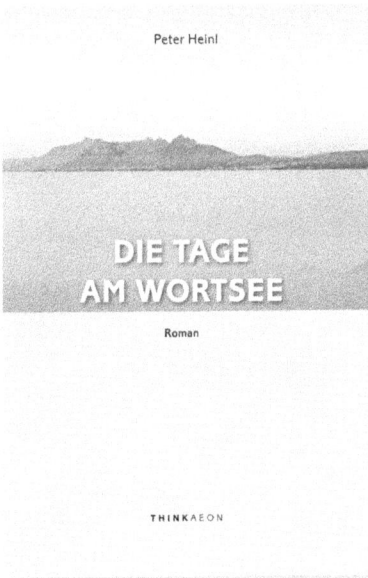

Neu erschienen als Buch und als EBook

DIE TAGE AM WORTSEE

Roman

Heinl, P.: Thinkaeon, London, 2016

Erhältlich über www.Amazon.de

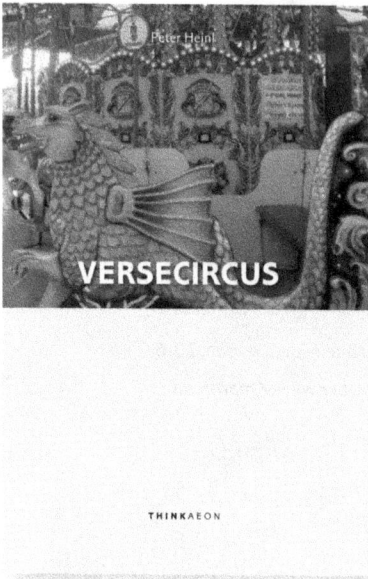

VERSECIRCUS

THINKAEON

Neu erschienen als Buch und als EBook

VERSECIRCUS

Heinl, P.: Thinkaeon, London, 2016

Erhältlich über www.Amazon.de